抄訳版

立ち上がる看護師たちの物語

世界の看護師51人の声

When Chicken Soup Isn't Enough

Stories of Nurses Standing Up for Themselves, Their Patients, and Their Profession

スザンヌ・ゴードン 編
Suzanne Gordon

サイエド舞 訳
Saied Mai

国書刊行会

まえがき

この本の著述にあたり、それぞれの体験を熱心に話してくれた、各手記の発表者に感謝いたします。特にプロ看護師リーダーのための南アフリカフォーラムのジャニン・スローム、ニュージーランド看護師会のシャルロット・トンプソン、アイルランド看護師会のデイビッド・ヒューズ、アイスランド看護大学のハルディス・スベンスドッティル、在イタリア・インスブリア大学とバレス病院のセシリア・シローニ、在米国立看護学生協会のエイミー・ガルシアには、本書の各手記の発表者との接点を見出してくれたことに感謝します。

また、アンジュ・ロメオ・ホールの絶え間ない編集作業、これほど多くの著者がいたにもかかわらず、その管理を手助けしてくれたエミリー・ゾス、フラン・ベンソンとシオバン・ネルソンのサポートに謝意を表します。

最後に、コーネル大学の編集チーム、制作、マーケティングチームに深い感謝を贈ります。彼らは本書が誕生する以前の「懐妊期」から私を勇気づけてくれて、出版という実を結ぶことができました。この本の誕生は、まさに出産と子育てのようであり、そこにはたくさんの人々とのつながりと、心からの感謝があるのです。

スザンヌ・ゴードン

はじめに

私は数年前から、どうにかして、本書をまとめようと考えていました。二十数年も看護に関して執筆しているあいだに、看護師にとっての「体によい食事の紹介本」や記事、エッセイを数多く読んできました。それらは、実際に仕事をしている看護師の多くが疲労困憊《ひろうこんぱい》し、ストレスが山積し、やる気も失せ、正しい評価もされていない状況なのに、看護師のモチベーションをあげることで、看護業務の手助けをしようとしています。

ここで問われるべきなのは、看護師の抱える問題は慎重に論議されなくてはならないテーマにもかかわらず、長時間労働や多くの忍耐を要し、慢性的な人材不足という現実があるという点なのです。

昔ながらのイメージで「常に朗《ほが》らかで優しい人（一般的に女性）」という看護師は以前にもいました。しかし、実際に能力や知識に富む看護師は少なく、民間療法的な業務に当たっていた、というのが実態です。

エンターテインメントやニュースなどのメディアにおいて、また政治やヘルスケア事業においても、看護はあたかも単純作業であるかのように矮小化《わいしょうか》されていました。

二〇〇九年、アメリカのテレビ局NBC制作のドラマ、「メルシー」の制作責任者が、ゴールデンタイムのテレビドラマに看護師を題材とした理由を、次のように答えています。

「看護師に焦点を当てることで、病院という舞台ではあるものの、治療や仕事よりも人間を中心にしたドラマにしたかった。看護師たちは病気を直接に治療するわけでも、診断できるわけでもないが、サイエンスドラマにならず、より人間ドラマになりうるのではないか。」

医療現場を題材に看護師を主人公にしたそれまでのドラマは、女性看護師の典型的な古くさいイメージから抜けきれないでいました。いわば人工甘味料をふんだんに使った甘ったるい「サッカリン」物語といったところでした。そのあとにやってきた、看護師たちを勇気づける「根性モノ」ドラマは、確かに視聴者たちを虜《とりこ》にしました。看護師たちは類稀《たぐいまれ》なパワーと共感、思いやりを授かった現代版「白衣の天使」のように描かれ、物語にさまざまな形で登場しましたが、看護師の教育的、または実践業務的な側面が描かれることはありませんでした。

看護にはケアリング・技術・医療・薬品の提供といった、いわば一種の支配のようなものが介護以上に必要であるということが、ドラマの中の看護師たちにはほとんど反映されていません。このドラマの内容は、ヘルスケア・システムでの看護師たちの役割同様、単なる気安めや勇気づけにすぎません。例えば、看護師たちが手を取り合い協力したり、苦悩したり、患者や家族を受け入れたり、シフトや深夜の引き継ぎを管理したりというようなことです。看護師と患者の両者が紛《まぎ》れもなく美化されています。まさに、『看護師の心にチキンスープを』などの本に書かれているように、看護師に対する批評は批評家の能力ではなく精霊や言霊《ことだま》、神といった個人的信仰が原動力になっているようです。

看護師が書いた本書の手記の中で、自分たちの専門的判断や経験によって、良い結果が生まれたことを軽視しすぎていたとしても驚くことではありません。著者たちは「貞淑《ていしゅく》」にもヘルスケア・チームでの看護師の役割を矮小化し、同時に少しだけ看護師の存在感を残そうとしています。このように、本書は「看護におけるプロフェッショナリズムとは、自己犠牲を超越した型だ」と認識しています。看護師たちは女性でも男性でも、時には砂糖のような優しさ、時にはスパイスのような厳しさを兼ね備えた存在なのです。同時に、看護師たちをたたえ、祝福する出版物などでは、看護師の多くが直面する障害に言及することに欠けています。看護師は日々の仕事の中で、それを克服《こくふく》しなくてはなりません。

前述の「体に良い食事」のような非現実的世界においては、私が北米や世界中で見てきたような、過酷《かこく》で永続的で創造的で、また勇敢な姿勢で患者たちを擁護《ようご》するような看護師たちはそう多くはいません。これらの出版物は職場の課題や問題に典型的に言及するだけで、解決に必要で重要な方法、例えば官僚的な駆け引き、問題の根源へのアクセス、医師や病院管理者との交渉、紛争解決などについては不透明なままです。またヘルスケアに関する公共政策の議論においての看護師の役割にも触れていませんし、看護師間の一体化や相互協力についても言及していません。

学術的分野で看護研究者と教育者が貢献してきた、新しい看護実践の形成と看護という仕事の認知度を上げることについてはどうでしょうか？　看護師の言い分によると、「擁護」とは、行動ではなく気持ちの問題で、つまり良い志《こころざし》を持つことであり、日々の仕事で教育的、社会的、政治的なリスクを負って個人、または仕事を危険にさらすのとはまったく別のものです。ですから、根本的に欠陥だらけのいわゆる「指南本」を読んで、「看護師の心を元気にしよう」と主張するお決まりのセリフから看護師自身が逃れるには、手遅れなのではないか、とより強く確信しました。

そんな台詞《せりふ》よりも、もっと元気になれる話があります。私は看護師たちの実体験と主張にスポットライトを当て、看護師たち自身の言葉で一冊の本にまとめるべきだと感じました。多くの看護師は、自ら望んで患者と自分自身のために立ち上がろうと励み、患者の擁護に関わっています。優秀な看護師というのは常に直接的にも間接的にもいろいろな方法で自己主張を試みているのです。看護師たちは医師や管理者、非協力的な他の看護師たち、病院のＣＥＯ、ＣＯＯ、ＣＦＯ、ジャーナリストや政治家などここには挙げられないほど多くの人を相手に、多様な手段でそれを行動に移しています。また、看護規準の維持や雇用条件の改善、アメリカのみならず世界のヘルスケア・システムの改良のために苦心している専門的組織や組合の一員として団結して行動しています。

二〇〇八年夏、私はこの本を現実のものとするために集まった友人とランチに出かけました。その中には、看護学の教授やアメリカからアイルランド看護師会を訪れていた二人の看護師組織の理事長、オーストラリアの労働関係研究者がいました。

私たち全員が例の「体に良い食事」に関する自助本がまったくの役立たずだということに賛成していました。看護学生時代から実際に看護師になって仕事に就くまで、相違・従順・自己喪失といった古臭いやり方で社会化されている看護師がいまだ存在する中で、これらの本は看護師がどう考え行動すべきかについて、時代遅れの概念を押し付けているのです。

「自分を押し殺して看護実践をしてきた看護師たちに対する、うんざりするような自滅的な賞賛に立ち向かうときだ」

当時は誰もがそう言っていました。しかしその代わりに、看護師の毎日の沈黙を破り、違いを見せつけてはどうでしょう？　医療の現場で真のヒーロー、ヒロインである看護師自身の言葉を広めてはどうでしょう？

ランチでのこのような会話のおかげで、私は本書を理想ではなく現実とさせることを強く決心しました。あの有意義なランチミーティングの時から、たくさんの看護師を取材し物語を集めてきました。さらにあらゆる看護団体が協力者となってくれて、その多くのメンバーが返答をくれました。

当初から目標は本書を国際的にすると同時に、本当の意味で普遍的にするというところにありました。

できる限り多くの国の看護師が一人称で、自分自身の言葉で話して欲しかったのです。読者の皆様がここに見るのは、その結果です。

物語の舞台はアメリカ、カナダ、イギリス、オーストラリア、ニュージーランド、日本、アイスランド、イタリア、アイルランド、スペインなどさまざまです。本書では同時にいろいろな役割、状況下で看護に従事する看護師たちが登場します。さらには臨床看護師やマネージャー、看護実習生、看護博士、看護研究者、団体の理事長などの話もあります。

私はこの本を九つのテーマに分け、それぞれに短い前書きをおきましたが、なかには類似した主題のものもあります。多様な職務に携《たずさ》わる看護師を取材し再集計したため、複数の側面を含む話もあります。この本に登場する看護師全員が同じ意見という訳ではありません。実際、人事統計や看護師組合の設立など、特定の問題に関しては賛同しない人々も多くいます。いくつかの手記は、社会通念にまつわる課題や、官僚的慣性からのささやかな勝利、また病院システム、たいていの場合に機能不全な医療支配に対抗する、それぞれの行動に巧みに触れています。また、集団行動の感動的な事例や政治運動に関する事例を紹介している手記もあります。あるいは、身体的虐《ぎやくたい》待の恐怖に直面した時、一人の看護師が患者のためにどのように立ち向かったのかを書いたもの、医師への複雑な対応を記したもの、職務中の看護師同士またはは看護師と医師のあいだの緊張関係を書いたもの、そしてヘルスケアのヒエラルキーに閉じ込められた人々、例えば看護責任者や病院のＣＥＯ、評議員が、患者と看護師の仕事に正当な手助けをする話もあります。

本書の手記の多くはハッピーエンドです。看護師は患者ケアの質を確保したり、自分や自分の患者が傷つくことから守ったり、擁護《ようご》や改革が成功しました。数人は短期間ではあるけれども求めた変化は得られず、代わりに苦労が減ったり、なくなったりしました。こういった行為や勇気ある事例は同時に大切な教訓をもたらし、すべての手記において「体に良い食事」本が提案した看護師の典型的モデルにとって代わるものをもたらしました。

ここにあるすべての手記が映し出しているのは擁護の真意です。「擁護」とは現代の看護において最も有名なキャッチフレーズです。学校では、

「看護師は患者の擁護者でなければならない」

と教えられています。それゆえ看護師たちは胸を張って一人ひとりが、

「私は患者の擁護者です」

と宣言します。そして看護の現場でも、看護評議会、看護協会、看護師の倫理規範が、

「看護師が患者を擁護するのは看護師の重要な役割の一つである」

と宣言しています。たくさんの言葉が反射的に使われているように、看護師たちが自分のことを忍耐強い「擁護者」であると言った時、または団体が看護師は患者にとって「擁護者」であれと言った時、その

「擁護」の意味は明確ではありません。

もう何年ものあいだ、看護師は「擁護者」の役割を声高に唱《とな》え、口を開けば、「私たちには医師やマネージャー、責任者に歯向かうなんて到底《とうてい》無理」とジャーナリストや政治家に言うのを繰り返していて、物議を醸《かも》しています。なぜなら、看護師の仕事、昇進、医療との関係、仕事上の人間関係、在職期間が危機にさらされているからです。

一九九〇年代の再構築の時代、ボストンで失業したばかりの看護師の話を、ある看護師長としたのを思い出しました。その看護師長は、

「あの看護師が自分の仕事を守るには〝プロの看護師〟すぎた」

と言いました。周知の通り、出る杭は打たれてしまうのです。看護師長にはそんなつもりはありませんでした。思うに、出る杭になる管理者がもっと多ければ、当然、誰も打たれることはなかったでしょう。

私はよく看護師たちに自分たちの話をするように言います。「不都合な真実」を暴こうと。彼らが話してくれるのは閉ざされた扉の向こう側の真実で、彼らの口から出るのは心痛む、ときに患者を死に至らしめる話のこともあります。後日、私たちがこれらの問題を提起し議論しようとすると、オフレコで話すことさえ怖がる者もいます。医師などと違って、看護師はメディアに告発したりはしないのです。

しかしながら、同時に彼らは「患者の擁護者」概念にまだとらわれています。そうならばここでの「擁

護」とはどんな意味を持つのでしょうか。

なかには「患者にとって一番になりたい」と意味する者がいるでしょう。患者が回復するのを願い、二度と傷つかないよう悪化しないよう願う者もいるでしょう。ただしこれは意識的レベルで行動的ではありません。提唱には行動が伴《ともな》います、いいえ不可欠なのです。

「擁護」にはいろいろな意味があります。「擁護する（advocate）」はラテン語の「呼ぶ（vocare）」を語源としています。マーリアム・ウェブスター辞典によると、「擁護者」とは法廷で訴える者、また議論の手段によって弁護し、汚名を返上したり、支持する者とあります。

人々の声は疑いの余地なく擁護の前提条件です。しかし、発言できずに沈黙の中で「呼びかける」ことができなくなってしまうのです。その沈黙が静寂な「座り込み」以外の場合は「座り込み」は演説や公での行動を促し、リスクを恐れない勇気を増大させます。

この本に描かれている看護師は、世界中の何百万人の看護師と同じく擁護の本当の意味をよく理解しています。これらの手記は擁護者の本当に意味するものを描いており、患者の擁護者の伝統的な意味を超えた擁護の意味を拡張し、擁護運動を自分たち自身の自尊心、幸福、プロフェッショナリズムに結びつけています。

この本に貢献してくれた看護師たちは、自分たちのヒエラルキーでの立場や、看護、ヘルスケア問題の論争上のどこに自分たちがあろうと、行動を起こし、擁護しなくてはならないことを知っています。どんな発言もありきたりになってきた今日、現代のヘルスケア・システムで戦うには十分ではないからです。

また本音で話してしまえば、病院やヘルスケア機関をすべての人々のためにより良い場所とするためには、もっと行動を起こすよう呼びかけなくてはならず、甘ったるい現状での褒《ほ》め言葉を振り切らなくてはならないと分かっています。言い換えれば、本当に彼らの心を満たすには、自分自身のために戦わなければならないことを知っているのです。

目次

目次

装幀　山根 佐保（Jun Shibata Design Room）

第一章　準備では負けてもいい、ただし本番には勝て

二十年以上ものあいだ、私は自分を犠牲《ぎせい》にしてでも、看護師のために看護師たちと社会との関わりを表裏両面から見聞《けんぶん》してきた。看護師は、学校でも職場でも、患者をどうケアするかを教えられるが、患者を擁護することは常に禁じられていた。さらに彼ら自身の、人間としてまた専門家としての要求を擁護することも、そんな要求をすることすらあってはならないのだ。

「どうやら博愛主義は自分たちとは無縁のものと教えられているようだ」と思ってしまうことさえある。

一九九〇年代前半、私はボストンのベス・イスラエル病院で「ライフサポート～最前線の三人の看護師たち～」を執筆していた。ちょうどその頃、私はこのプレー（看護師たちの擁護運動）を注意深く見ていた。ベス・イスラエル病院の血液・腫瘍学の外来クリニックで働く看護師たちの取材は数年にわたった。看護師たちは素晴らしく、見事なケアを患者に施していた。

問題になったのは、自分たちを弁護することだった。

看護師たちの外来患者に対する仕事は厳格だった。患者の半数以上が死亡していた。仕事は看護師たちに感情的な弔鐘《ちょうしょう》を鳴らした。同院はそれを認識しており、数週間に一度スタッフ向けの心理カウンセリングを催していた。みんなはそれを「サイケラウンド」と呼んでいた。精神病治療専門の看護師が仕事についての話し合いに皆を招集するのだ。外見上はみんな自由に興味やストレス、苦悩、失望などを話せるわけである。

問題点の一つは、サイケラウンドがスタッフにとってそれほど助けになっていないと感じていたことだ。さらに根本的な問題は、彼らのマネージャーが、このミーティング（サイケラウンド）への出席を強要していたことだった。サイケラウンドにはやる気のあるファシリテーター（ミーティングの進行役）がいたのだが、新しい人と替える必要があった。そしてマネージャーには出席を遠慮して欲しかった。ミーティングが終わるたび、参加者たちはファシリテーターの問題やマネージャーの出席のせいでうまく本音が話せないことなどを、お互いにぼやいていた。

二年間、看護師たちはサイケラウンドのたびにフラストレーションがたまり、

「次は何か変わったことをしよう」

と誓うのだった。しかし実現したことはなかった。単純にどう準備するのか分からず、協力し、議論することも知らなかった。

もちろんどこで働こうとも、何を発言すべきかすべきでないかの選択は常に迫《せま》られる。そして発

言しようと決断した時、何を話すべきなのか？

しかしベス・イスラエル病院の看護師たちは、まるで後ろ手に縛られたまま戦っているようだった。看護師たちに要求はあってはならず、あったとしても患者のため、職場のため、業務のために自分たちの利益を犠牲にすべき存在だった。看護師は私が女性運動で学んだこと、虐《しいた》げられた者たちの葛藤《かっとう》から学んだことを知らず、戦略を立てて自らにふさわしいものを得るために組織するという、ネットワーク作りを知らなかったのだ。

私は助言したり、アイデアを提案したりと介入したかったが、一ジャーナリストとして傍観者《ぼうかんしゃ》であり、プロの相談アドバイザーではなかった。手助けできるのに沈黙を守っていたため、私は看護師と同様にストレスを感じていた。これが第一章を以下の手記ではじめた理由だ。

ここには医療のさまざまな職種や職場で、自らの要求を「擁護」し勝ち取ってきた世界中の看護師が登場する。看護師は患者のケアを危険にさらす病院コンサルタントの再構築計画に疑問を投げかける。病院コンサルタントが、ベテラン看護師や看護マネージャーの看護に関する知識には程遠いとの懸念からだ。そして医療関係者の不適切な、時には違法な職場での振る舞い方を受け付けようとはしない。個人であろうと、団体であろうと、自分たちと患者、同僚に必要な変化に立ちはだかる社会通念に挑戦する。そして何より、願いが実現したときの、勝利の味は看護師にとってとても嬉しいものなのだ。

1　秘密工作

キャスリン・バーソロミュー

私は、直感的に整形外科脊椎《せきつい》ユニット五十七床をいかに効率的に回すか分かっていましたが、管理者に関してはまったくの未経験でした。ですからそのユニットの医師たちとの関係を新たに構築しなくてはなりませんでした。この病院では、整形外科医たちが毎週金曜日にミーティングを行い、二人の医師が自分の扱っている最も難しい症例について話します。二人の医師がレントゲン写真を差し替えている途中に、私は、

「毎週コミュニケーションをとる時間と場所を決めてもよいでしょうか、他の医師に話しても良いでしょうか」

と聞いてみました。それからは毎週のミーティングの「ハーフタイム」に、整形外科医と話す貴重な五分間を獲得しました。この時間の価値は計り知れませんでした。おかげでユニットの問題に対処したり、ケアの重要な動向を引き継いだり、共に働く医師たちに看護に興味を持たせることができました。

けれども脊椎専門医となると話は別です。何ヵ月も出席してくれるように訴えていたのですが、誰一人として現れませんでした。私のイライラは募《つの》るばかり。話すらできないのに神経内科医師と整形外科医が

どうやって一堂に会せるのでしょうか？　このユニットは新しく、やるべきことは山ほどあります。

ある日、一人の脊椎専門医が私のオフィスに立ち寄りました。私は金曜日のミーティングの出席率が低いか皆無である理由を、彼に直撃してみました。

「私たちは医師の自宅で月一回顔を合わせているんだ。〝ジャーナル・クラブ〟という会合なんだが、ちょうど明日の夜あるんだ。その会合で全員に会えるのなら、わざわざ君のミーティングにいかなくてもいいというわけだ」

と彼は答えました。

「どのドクターの家ですか？」

興味が湧き、聞いてみました。

「どうして？　ワグナー先生の家だよ」

と脊椎専門医はゆっくり答えました。

「そうですか、場所を教えてください」

私が臆することなく言うと、彼はしぶしぶ住所を教えてくれました。

次の日の夜、シアトルでも有数の高級住宅街まで車を走らせ、水辺の大邸宅の前で止まりました。緊張しながら玄関に近づきました。顔いろをみるだけで私の脈拍が分かるほど心臓はひどく高鳴っていました。ドアには大きな呼び鈴がありました。「オズの魔法使い」の主人公ドロシーが、魔法使いの声が響いた時、思わず身震いしたシーンを思い出しました。

見ると、そこには小さなメモ書きがあり、

「今すぐ中に入れ」

と読み取れました。

「あぁもう！　ドアをノックするのもためらっているのに〝そのまま入って来い〟ですって？」

私はドキドキしながら大きなオーク材のドアを開け、広々としたエントランスホールを通り抜けダイニングへ。王様の思うがままになってしまった私は、声の聞こえる方へと進み、湖の景色に息を呑《の》みました。

角を曲がった途端、三人の脊椎専門医がビール片手にピザをつまみ、メンバーが揃《そろ》うのを待っているのが見えました。部屋中テストステロンの匂《にお》いでむんむんしていました。すると、医師たちの顔に驚きと不信の表情がよぎったかと思うと、瞬時にいとも簡単に、紳士に戻ったのでした。突然私は敵方の秘密工作員であるかのように感じました。

彼らは優然と私に飲み物を振る舞い、席につきました。全メンバーが揃うと一人ずつ、最新の新聞雑誌の記事の評論を披露《ひろう》しはじめ、私はその様子を黙って見ていました。ここが、ユニット内でたくさんの医師から指示を受けている、看護師が抱える問題を議論する時間や場所ではないことは明らかでした。私はただ耳を傾け座っていました。

彼らの難解な医学用語について行くのが大変でしたが、それから三ヵ月つづけて会合に行きました。ついに四ヵ月目、ある医師が言いました。

「キャスリン、次の会合に来ないか？」

「行きたいのですが、医師が診《み》ている患者の中に他の患者よりずいぶん早く歩けるようになった患者がいることを看護師が発見したのです。私たちはこれと術後のトラドル使用を関連づけていて、その課題の調査に出席したいので、次は欠席させていただきます」

と私はていねいに答えた。

私には、ここ一年間出席した金曜日のミーティングでの看護リサーチ以外に、看護という専門職の向上を、医師たちの目の前に示せるものがないように思えました。私たちはついに同じ土俵に上がったかのように感じました。他の看護師たちは、私が「ジャーナル・クラブ」に参加したのは、

「一番にゴールを決められるボールが、あなたにあったからだ」

と冗談を言います。変化は徐々にではありましたが、それでも私と脊椎専門医との関係はここ数ヵ月でずいぶんと居心地良いものとなり、あの豪邸を訪れた時の恐怖心はもはや消え去りました。医師たちは、多種多様な指示が伴う問題を私がユニットに提起しても時間を割《さ》いて聞いてくれるようになり、ついには、ジャーナル・クラブの会合でその問題について私たちは話し合うようになりました。彼らが私をファース

トネームで呼ぶように、私も彼らをファーストネームで呼ぶようになりました。教育、階級、役割、性別の違いを超えて、ついに私たちは患者ケアに一丸となる本当のパートナーとなったのでした。秘密作戦の成功に感謝しながら。

キャスリン・バーソロミュー　看護師、赤十字、看護学修士。整形外科看護実習生で公認看護スピーカーであると同時に、『看護師同士の敵意の終結、真実を語れ：看護師と医師関係の向上のストラテジーとコミュニケーションのストレス』の著者、『私たちのイメージ、私たちの選択』の共著者である。

2　死神先生から患者を守れ

トニ・ホフマン

のちに「死神先生」と言われるようになった、その外科医にはじめて会ったのは二〇〇三年、オーストラリアクイーンズランド州サウスイーストの私が働く田舎の小さな病院、バンダバーグ基地病院で彼が働きはじめた時でした。私はそこでＩＣＵユニットの看護マネージャーをしていました。八十七人もの患者を死に至らしめたジャヤント・パテル医師はアメリカからやってきて、一般外科医として配属されました。誰も彼について知ろうともせず、インターネット検索で彼を調べようとする者もいませんでした。そうしておけば、たくさんの命が救え、たくさんの苦悩から解放されていたのですが。

着任してからわずか三週間で、パテル医師は外科医長に昇進しました。しかし彼の振る舞いと能力に問題があると気づくのには時間はそうかかりませんでした。配属当日からという勢いで、セクシャルハラスメントがはじまったのです。例えばＩＣＵで患者を診察中、彼は女性スタッフの電話番号を聞きまわり、

「一緒に外出しないか」

と自宅にまで電話をしていました。また、彼が来る前にはバンダバーグ基地病院のように小さな所ではほとんどしないような手術まで彼はやろうとしました。以前はブリスベンの大きな病院に搬送《はんそう》すると決まっていました。私や他の看護師たちがパテル先生のことを不信に思っていたのに、彼は迅速《じんそく》に私たちの最高責任者との深い関係を築きました。

「この病院の収益をこんなにも上げているのだから、何をしても構わないだろう」

と言わんばかりでした。

パテル医師の配属から五週間後に、私は初めて不満を申し出ました。ＩＣＵで彼の元にやってくる患者はひどい外傷の合併症など、私たちが今まで見たこともないような患者ばかりでした。オペ監視スタッフたちは、

「今パテル先生が肝臓か脾臓《ひぞう》を切開しています」

とは言うものの、こういった事項は決して記録されませんでした。私が不満を申し出てからも何も変わら

ず、問題がなくなることはありませんでした。同僚にも相談しましたが、誰も何をしようともしません。

二〇〇四年六月、私は二度目の直訴《じきそ》をしました。それは搬送された患者が深刻な外傷を胸に負っていたのに、ブリスベンへの搬送が遅れて死亡したのは、パテル医師がその邪魔をしたからでした。直訴をしたのに、経営陣は私に反発しました。看護責任者と病院のＣＥＯである地域マネージャー、さらに医療サービスの責任者が、

「これは問題解決能力に欠けた君の個人的問題である」

と言い切ったのです。また彼らは私を人種差別主義者呼ばわりし、注目は彼にではなく私の方に集まったのでした。それにもかかわらず、ＩＣＵの看護師たちはパテル医師がオペを執刀するのをやめさせようとしました。その頃、他のドクターたちもパテル医師の問題に気づきはじめていました。彼らはパテル医師を、

「死神先生」

と呼び、

「私がいるところには彼を近づけないでくれ」

などと陰口《かげぐち》を叩いていました。中には告発する医師もいましたが、責任者に会いに行ってもことごとく無視されました。そこで私たちは医師たちと協力し、パテル医師が来る前に、患者をブリスベンに搬送することにしました。決定打として、最後にはパテル医師から患者を隠したのでした。

私が重大な告発をしたあと、責任者はパテル医師を「今月の最優秀スタッフ」に選出しました。これで私たちの告発は絶対に受理されないことが明らかになりました。私はクイーンズランド・ヘルス所属の他の事務所に相談しました。検視官、警察、看護師組合とも話し合いました。問題解決に向けて、組織の外に出る必要があったのです。そこで、国会議員の一人、ロブ・メッセンジャーに会いに行きました。彼は反民主党支持者でした（クイーンズランド州は当時労働党政府でした）。それからヘドリー・トーマスというジャーナリストともコンタクトをとっていました。

メッセンジャー氏は初め私を信じられないようでした。彼は町医者に電話をし、

「ああ、パテル医師のことは知っているよ。速《すみ》やかにいなくなって欲しいものだね」

という声を聞いたのでした。パテル医師の在留ビザはもうすぐ切れようとしていました。しかし、メッセンジャー氏は私の告発文書をクイーンズランド州議会に持ち込んだのです。

しばらくすると、ヘドリー・トーマスが病院にやってきて、看護師の取材をはじめました。彼は今まで誰も出来なかったことをしたのです。彼はパテル医師をインターネット検索し、一九八一年から現在まで、問題続きの医師であることを突き止めたのでした。彼は二〇〇一年に文書偽造で検察に起訴され、判決後医師免許を剥奪《はくだつ》されていたのでした。さらにオレゴン州ポートランドのカイザーパーマネンテでは「起訴された件数が最多の外科医」として、不名誉な「勲章」を与えられていました。アメリカでは執刀医となることは禁じられていました。そしてもちろん、事件は表沙汰《おもてざた》となり、アメリカでも大騒ぎにな

っていました。

オレゴン州ポートランドに逃げ帰ったパテルの身柄引き渡しは二〇〇八年七月でした。現在、彼は保釈中で、三件の過失致死罪、数件の傷害罪、詐欺《さぎ》罪の裁判を待っているところです。

州政府を労働党が握っているため、私は国民党議員に会いに行ったのですが、そこには重大な政治的混乱がありました。保健相は解任され、共謀の罪で禁錮七年の判決を受けたばかりでした。保健省最高責任者は職を追われました。言うまでもなく患者たちは苦しみ、悲惨な死を遂《と》げていきました。

過去二年間、ここバンダバーグ基地病院で、パテルは千四百人もの手術を執刀し、少なくとも八十七の死に関与しました。しかし実際何人の患者が彼の手で傷つけられ、または殺されたのか知る者はいません。

私に関していえば、患者のために立ち向かうのは簡単なことではありませんでした。助けてくれる者もいれば、そうでない者もいました。私が組織の外に公表したことを、いまだ許さない者はたくさんいます。しかし、そうしなくてはならなかったのです。もしまた同じことが起きたら、私はまた同じ行動をするでしょう。しかしパテル医師をやめさせるあの努力は、もう二度としたくないものです。

トニ・ホフマン　文学修士号、看護学士号、経営学卒、生命倫理学修士号。在オーストラリア、クイーンズランド州バンダバーグ、バンダバーグ基地病院ＩＣＵ看護ユニットマネージャー。

3　校長先生への教訓

キャシー・ハブカ

学校の看護師は深刻な健康問題を抱える生徒を見ることがどんどん増えてきました。それは喘息《ぜんそく》や糖尿病、てんかんなどです。仕事を遂行《すいこう》するには、薬の投与も止むを得ません。しかし生徒からすると、薬が自分の喉を通っていくのはわかっていても、治療中にどんなものが体に入って行ったのか、まず気づくことはありません。私が訪れたカンザス州ウィチタの学校の校長がまさにその良い例でした。

私は学校のシステム作りの際の、学内看護師のコーディネーターです。ですから、校長たちが学内看護師のリストラを検討する際には、私に知らせなくてはなりません。それゆえ、

「学内看護師の就労時間を削ろう」

と言い出す校長からの電話もよくあります。そんなとき私は、

「本当にそれでも生徒のニーズに答えられるほど、安全ですか?」

と尋ねます。さらに私の、

「喘息の生徒はいませんか?」

の問いに、

「いますよ」

との答え。

「それでは看護師でない者に吸入器の取り扱いを任せることになりますね」

と私は言います。

「ほかに健康に障害がある生徒はいませんか？」

と、私は尋ねました。てんかんのある生徒がいるのなら、ディアスタット（直腸式バリウム）が必要だからです。するとどうでしょう、てんかんのある生徒が一人いることが判明したのです。私は校長に、

「どのように薬を投与したのですか？」

と聞いてみました。彼は、

「知らない」

と言いました。

「ディアスタットは看護師でない人が扱っても良い薬品です。ただし、直腸から投与しなくてはなりませんよ」

と説明すると、うんざりした声で、

「じゃあ誰がやってくれる？」

と校長は言うのでした。

過去に学校で働いた時の経験から、私はこう言いました。

「薬に関しては、校長、あなたにお任せしても構いません。ただし緊急時には必ず看護師を呼んで下さい」

もう一つため息が聞こえたあと、沈黙が続きました。それは校長が、

「……それなら看護師を常駐させた方がいいだろう」

と考え直した時でした。

その後、彼は本当に看護師を常駐させることにしたのでした。

キャシー・ハブカ　看護師、看護科学学士、国家公認学内看護師。ウィチタ公立学校のヘルスサービス・コーディネーター。

4　中毒まで待てない

ブレンダ・カール

私は患者の目を覗《のぞ》くため指で腫れ上がったまぶたをそっとあげてみました。この患者は、冠状動脈バイパス手術の回復期にありました。瞳孔《どうこう》反応を確認するため、ライトを当てます。反応がない患者に対する神経学的評価の理由を説明する時、私はいつも、

「もう術後二日目なのにどうして目を覚ましてくれないの?」

と自問するのです。

心配そうに見つめる患者の妻に笑顔を向け、正常な心拍数を確認し、血圧を調べ、静脈カテーテルに落とされている血管作動性医薬品が、皮膚に漏れ出していないかどうかを再確認します。これは私が持つ、すべての知識をかけて問いかける時間なのです。

空気塞栓症は出ていないか?

深部静脈血栓症は?

動脈閉塞はどうか?

脳灌流圧は十分だろうか?

心拍出量はいつも安定しているか?

酸素吸入状態は良いか?

検査結果を精査せよ、治療の効果を観察せよ。

私は心胸郭専門外科医に、術後の昏睡状態の原因を探るブレインストーミングと、患者の回復への手立てに協力を求めたいと思いました。

心臓専門医はグラフを手に取り、一通りさっと目を通すと病室に入り、

「まだ意識が回復しないのか、もう少し様子をみよう」

と軽く言うのでした。

その医師の帰り際に、私はこう言いました。

「高血圧を抑えるためにニトロプルシドを投与しているので、チオシアン酸塩レベルが気になるんです。心臓発作を回避するためにCTスキャンをした方が良いのではないでしょうか？」

医師は振り向きもせずこう諭《さと》しました。

「余計な検査は必要ない！　腎機能は正常じゃないか」

私はただ、

「分かりました」

と言って業務に戻るべきだったのでしょう。ですが、私の知識と経験がそれを許さず、医師の意見に反対しました。「患者により良い結果をもたらし、入院期間とコストを減らし、患者の苦しみとその妻の情緒不安定を軽減すること」これは私の使命なのです。

すぐさま私はタクソンのポイズンコントロール（中毒センター）に電話をしました。相手の職員は、確かにチオシアン酸塩レベルを制御する必要があることに賛同しました。すぐにサンプルを取ってみると、驚いたことに患者の意識を失わせるほどの毒性が検出されたのです！

私は患者の無反応状態の潜在理由を突き止め誇《ほこ》らしく思いました。外科医にこれを報告すると彼は沈黙し、そして静かに言いました。

「ありがとう。それではニトロプルシドをやめて、血圧を見てくれ」

私がニトロプルシドの点滴を止めると、患者は数時間後に意識を回復しました。外科医が病室に来た頃には、彼はベッドに座り、目を大きく見開き、神経科的レベルも元どおりに安定していました。

医師は不審と感謝を込めた微笑みで、

「ブレンダ、ありがとう」

と私の目を見て言ったのでした。

看護師として、看護の安全性のために現状に疑問を持ち、同僚に異議を唱えることに、私は誇りを持っています。それは何より、患者の利益となるからです。私は心胸郭専門外科医からの尊敬を得て、患者の妻にも抱きしめてもらいました。そして何より嬉しかったのは、患者を救ったという事です。

ブレンダ・カール　看護師、看護科学学士、先進ケア看護師（PCCN）。在アリゾナ州タクソン、タクソン医療センターにて先進救命医療ユニットと中央監視システムの臨床教育者。

5　CEO殿、結婚してくれませんか？

キャンディス・オーリー

長いあいだ、私はウィスコンシン看護師・健康専門家連盟の理事長として看護師の団体交渉契約の仲介をしてきました。大多数の場合、交渉団体は主に女性が多く、雇用側は圧倒的に男性がほとんどです。この性差は、女性と看護師についての典型的で興味深い会話を生んできました。例えば、

「多くの看護師は女性だから、世帯の主な稼《かせ》ぎ手ではない彼女らに、昇給は必要なかろう」

とか、

「看護師＝女性はいつもベビーシッターの手を借りなくてはならない。さもなければ、病気になった子供のために、無理な残業もできず、仕事中にオフタイム（勤務中に無賃で取る休憩）を取らざるを得ない」

などです。幸い、看護師がこういった行為に及んでいたのは、もはや過去のことです。時を経て、多くの女性がシングルマザーだったり、家族を養っていることがわかってきました。しかしながら、最近になってこの小さなミッドウェスタンの町で交渉が行われた時、古臭い慣習はなかなか消え去らない、ということを、私は思い知らされたのでした。

約百人の看護師のグループが、ウィスコンシン州最大のヘルスケア企業と交渉契約の最中でした。二万

人以上の看護師のうち、団結しているのはこの団体だけだったため、力の差は計《はか》り知れませんでした。それでもこの看護師たちは勢いのある集団で、

「権利のために戦おう」

とやる気でした。看護師たちが代替契約の交渉をはじめると、年金が削減されることを知りました。二万人の非組合員はもうすでに年金が削減されていました。この提案は、ここ数十年わが国が直面している看護師不足という深刻な問題がある中で、ショッキングなものでした。病院は看護師の福利厚生を改善すべきところなのに、それを削減しようとは。

交渉の代表であり看護師である私は、現時点ですでに僅《わず》かな年金しか得られないので、それを減らすのではなく、増やす方向に持っていこうと断固反論しました。私たちの交渉を成功させるために、女性たちが退職後、男性に比べて貧困に陥《おちい》るケースが多い事実に注目し、それゆえ年金額を改善するのは重要なことだと指摘しました。驚いたことに、病院側交渉人代表は、私の意見を馬鹿にしたようにこう返答しました。

「看護師がもっと年金が欲しいのなら、うまく結婚をすればいいだけのことだ」

看護師たちは激怒しました。冗談にしても、こんなにも長く男女平等を追求してきたというのに、誰からも反対意見がなくこんな性差別的な発言が出てくるとは。看護師たちはこの怒りを公表すべく、他の組合にパンフレットを送るという形で反撃に出ました。私たちは、次の交渉会議の場で謝罪や発言の撤回《てっかい》を

待っていました。しかし、そうはならず、

「組合の代表が軽率な発言で契約に臨《のぞ》んだ」

として組合の地区代表を罰したのです。

戦争がはじまりました。病院システムのＣＥＯは極端に高収入を得ており、給与と年金を合わせると年収は三万ドルを超えます。看護師たちは、

「病院側交渉人が彼女たちに提案したタイプの夫とは、まさしく彼のような男性だ」

と決めつけました。そして町の古着屋でウェディングドレスを買いあさり、レンタカーのバスを借りました。十数人の中年看護師は、ウェディングドレスを着てベールの上にナースキャップを付け、ＣＥＯのオフィスまで求婚の行列をはじめました。彼女たちの掲げる、

「結婚して」

のサインボードが求婚するのでした。

このイベントに、ローカル局だけではなく全国放送の報道が集中したのは素晴らしいことでした。この途方もなく大成功を収《おさ》めた報道イベントに勢いづいた看護師たちは、新聞に広告を掲載し、建国記念日の花火にはバナー広告を打ち上げ、地域社会で集会を開き、三万ヵ所以上の地域の看護師たちに、

「看護師とＣＥＯ、どちらの年金をカットすべきか」

を問う投票用紙を送付しました。投票結果がどうなったかは一目瞭然です。これで終わったわけではあり

ません。

「看護師の花嫁からの手紙」はたくさんの看板となり、その熱意を伝え、雑誌編集者に送られ、ラジオ広告や街頭広告にもなりました。

この戦いから数ヵ月後、ついに病院側は年金カットを取りやめ、看護師に現金二十五万ドルの示談金を支払うことに同意しました。二万人の被雇用者の誰もが手にしたことのない金額でした。勝利を祝う一つのイベントとして、看護師の花嫁たちは幌付き自動車に並んで乗って、地元の勤労感謝の日のパレードの先頭を切りました。

望み通りに年金カットを阻止することができ、彼女たちはこの勝利と、自分の権利のために立ち上がり戦った、という意志の両方を誇りに思っていました。彼女たちはいじめに対抗し打ち勝ったのでした。

キャンディス・オーリー　看護師。ウィスコンシン看護師・健康専門家連盟代表、AFTヘルスケア理事長、国際公共サービス理事会メンバー。

6　耐え難い行為

エレノア・ジェルダード

私は当時、南アフリカにある私立病院で総合ICUのユニットマネージャーをしていました。十二床の

ＩＣＵが満床だったある日、面会時間がきました。一人の患者は数発の銃弾を被弾して人工呼吸器を付けていたのですが、彼は意識があるが状態は悪くて不安定でした。

彼の主治医は外傷外科医で、朝早く診察しては、患者一人一人に数えきれない指示を書き上げていました。その患者を担当していた看護師は黒人の女性で、仕事に関しては計り知れない誇りを持ち、患者に対してはいつも分かりやすく、共感を得るケアをしていました。

その患者の妻と母親は彼女の味方でした。同時に、もう一人の背の低い心胸郭外科医（ドクターＸとしよう）がその患者を診ていたのですが、彼は名乗りもせずに病室に入ると、グラフに目を通しはじめました。ドクターＸは悪名高い癇癪《かんしゃく》持ちで、暴力癖があり、院内スタッフには嫌われていました。そのせいで、ＩＣＵの看護師の多くが彼と一緒に仕事をするのを拒絶していました。

しばらくしてドクターＸはグラフから目をあげると、看護師に、

「どうしていろんな変化があったのか」

と尋ねました。彼女は、

「すべては、外傷外科医が指示を変えたためです」

と知らせました。ドクターＸは顔を真っ赤にし、足を踏みならし、テーブルを叩きつけて、

「人工呼吸器を変える〝権限〟が君にはない！」

とその看護師に叫び、その上、

「お前は大馬鹿だ」

とか、

「どこの学校で勉強してきたんだ？　美容師養成所か？」

などと劇薬のような言葉を浴びせました。

彼女は沈黙を守っていました。それでも私には、とても傷ついて辱《はずかし》められ、怒っているように見えました。当の患者とその家族、さらに他の患者や面会に来た人々も、目の前で繰り広げられているドラマに聞き耳を立てていました。看護師は、「ドクターＸがその患者の治療の件で外傷外科医と話した方が良い」と思い、外傷外科医に電話をしようと繰り返し申し出ました。しかし、ドクターＸは申し出をすべて断り、

「指示の変更は愚案で、看護師たちは患者を殺そうとしている」

と叫び続けました。すると、思いがけない幸運が舞い降りてきました。彼は看護師にこう叫んだのです。

「お前はバカで、愚かで、黒い、カフィールだ（「カフィール」とは、アフリカ系黒人を意味する極めて軽蔑的な言葉）」

私はドクターＸの暴力と差別主義にうんざりしていました。私は彼の胸ぐらを摑《つか》み、ドアへ引きずると病室の外へ放り出し、

「私のユニットへ二度と入って来ないで！」

と一喝してドアをバタンと閉めました。オートロックのドアだったのでドクターXは病室に戻ることができず、ただそこに立ちドアを叩いたり蹴《け》ったりしながら私に何やら叫んでいました。

私は直《す》ぐに患者と家族の元に行き、落ち着かせるとともに、医師の悪態を謝罪しました。患者と面会に訪れた人々全員に謝罪をしているとき、そこにいた彼らが、この、

「医師にふさわしくなく不必要な行動」

を目撃してしまったことを恥ずかしく思いました。私の部下は打ちのめされ、こらえきれずに大声で泣きながら、

「看護師をやめたい」

とまで言い出してしまいました。彼女をなだめて退職しないよう説得するのに二十分ほどかかりました。

その時、病院経営者から電話がかかり、私は彼のオフィスまで来るように言われました。

私が部屋に入ると、そこには頭から湯気が出そうなほど怒り狂ったドクターXが立っていました。病院経営者は、

「君が医師をICUから放り出したのは、事実ですか？」

と聞いてきました。私は、

「ハイ」

と答え、理由を付け加えました。詳細を聞いて、病院経営者は私の主張を認めてくれて、

「ドクターXの行為は黙認できるものではない」

と彼に伝えました。その後どんな場面においても、この外科医が患者や家族、ましてや私の部下に謝ることなどありませんでした。

約一週間後、私が別の医師と廊下で話していた時、偶然ドクターXが通りかかりました。彼は私の袖を引っ張り、

「われわれはまだ友達だよな？」

と聞いてきました。失礼にも会話を中断させたことは抜きにしても、彼のこの質問に苛立って、

「他の医師を仲間にしたいなら、私より先に引き込むことね」

と答えました。彼は私の顔をみると、ややショックを受けた様子で黙って去っていきました。それ以来ドクターXが私たちのICUに来たときは、大人しくしています。

「これからは必ず愚行は報告される」

と知っていることが、こんなにも効果的に彼に怒りをコントロールさせることができるとは。

エレノア・ジェルダード　看護師。現在南アフリカ私立ヘルスケア・セクターに勤務。

7　「1」は「1」以上の意味を持つ

トーマス・スミス

看護師長（ＣＮＯ）としての私の仕事は、組織内で看護師コミュニティを確保したり、患者に奉仕する能力を培い、より広い関係を築き、維持していくことである。そしてこれは、ＣＮＯの仕事の中でも、最も重要な課題なのである。

一九九〇年代は、私が常に直面する問題に挑戦していた時代であり、コンサルタント会社ならどこでも財政難に陥《おちい》っている医療機関に力を注いでいた頃だった。このコンサルタント会社が私が看護部門を仕切っていた病院にやってきた。病院は深刻な財政問題を抱えており、コンサルタントたちはどれくらいの予算削減が必要かを提示するために山積みの帳簿と格闘していた。彼らは、「看護予算と、看護師と同等にフルタイムで働くスタッフ（ＦＴＥ）を大幅に削減する申し出」を私に提示してきた。私は、病院の財政赤字を直ちに削減しなくてはならない、とよく分かっていたにもかかわらず、その提示に、

「ノー」

と答えた。私は、

「誰が対象者になるのか決めなくてはならない」

「その目標を実際に達成するには容赦《ようしゃ》なく断行しなくてはならない」

と、コンサルタントに話した。

「しかし看護師は解雇しないように」

と付け加えるのも忘れなかった。当然のことながら、コンサルタントたちは、

「看護師を解雇しないで達成するのは不可能ですよ」

と懐疑的に答えた。

「どうにかしてやる」

と私は独り言《ご》ちた。

懐疑主義のコンサルタントと病院の一部のスタッフを退け、私は第一歩を踏み出した。手始めに、先輩看護師の首脳部に呼びかけた。

「看護師解雇を断行せずに、この財政的目標を達成するには何が必要か。」

われわれはブレインストーミングをした。組合と密接に仕事をするのが、われわれの次のステップだ。私は非公式に組合の代表たちに会い、悲惨な現状と病院が逸早く経費を公表すべきだ、と伝えた。また、解雇を回避するアイデアを提案し、組合側にも相当のアイデアがあるだろうことを付け加えた。この対話と意見交換を重ねて行く中で、われわれは解雇を防ぐ戦略を数えきれないほど見出した。看護師たちの福

利厚生を継続させるために、

「退職のかわりに休職するよう勧《すす》める計画」を立てた。この提案のおかげで、看護師たちは健康保険を失うことなく、病院での定年制を得ることができるのだが、一定期間給与を得ることは不可能となる。この申し出を良しとする看護師たちは、個人個人の目標を達成すべく学校に通ったり、家族の世話をしたり、趣味に興じたり、中には長年夢見ていた旅行を計画する者さえいた。

もう一つのアイデアは、一時的に労働時間を減らすことだったが、一方で期間中は福利厚生というメリットを削らなくてはならなかった。この計画では、授業料の返還などは継続されたが、そのかわり毎週の給与から削られたものもあった。希望する看護師は早期退職を申し出る計画もあった。

われわれは、こういったすべての選択肢をシミュレートし、計算した。もしわれわれの仮定が正しく、看護師たちが協力してくれれば、財政的目標は達成できるのだった。

プランを決定してから、私は全看護師と徹夜の体制で連絡を取り合った。看護師長に着任してからこの二十五年あまり、私は同じ会議室で、こんなにも多くの人と、こんなにも多くのミーティングを設けたことはいまだかつてなかった。財政難による看護師カットの大惨事を知り、困惑した看護師がなだれ込んできた。

はじめにプランの全容を手渡し、組合の主張をいくつか解説した。看護師たちはこの惨事の深刻さと、われわれのプランで申し出た選択肢をよく理解していた。

「解雇通告を実行しない限り、財政削減はなし得ない」と宣言していたコンサルタント側の抗議に反して、私はプランを実行した。結果は大成功であった。誰も解雇されることがなかったのだ！　看護師を一人も解雇しなくても、目標に到達できたのだった。

今日に至るまで私はこの成果をとても誇りに思っている。この経験を通して私が最も満足している点は、看護師全員が一致団結して協力し、成果を成し遂げたということだ。われわれは、コンサルタント側も仕事を全《まっと》うしなくてはならない責任があったことを十分知っていた。しかし、われわれのコミュニティを傷付けずに目標を達成できることを見せたかった。われわれは傷ついたあと起きるトラウマや、喪失感が癒《いや》されるには時間がかかるのを知っていた。

今回のプランを実行しているあいだ私は、

「看護師コミュニティの確保が危機に瀕《ひん》している」

との信念を情熱と確信を持って忘れずにいた。そのコミュニティの大多数を失うことは根本的に違反を犯し、致命的な傷を負うことになりかねない。それを阻止《そし》するために自分には何かができる、と私は知っていた。そしてこんな最悪な事態が起きないよう念を押すために、あの会議室に集まってくれる人なら誰でも、同僚であろうと、パートナー、友人であろうと一緒に問題に立ち向かった。

今日に至るまで私の哲学は変わらない。「一人の解雇はあまりに多くのものを失わせる」のだ。

トーマス・スミス　理学修士、看護師、NEA-BC（公認先進ナースエグゼクティブ）、在ニューヨーク市ブルックリン・マイモナイズ・メディカル・センター、看護と病院運営・シニア副社長。

8　快適な装い

ジェニー・ケンドール

入院中、人がどんな格好をしているか、気になる人なんているのでしょうか？

私は気になります。もし入院中の格好で外を歩こうものなら、公然わいせつで捕まってしまうでしょう。三十年以上、看護師としてウェリントン病院の手術室で働いたあと、この問題が長年頭を悩ましてきました。誰も耳を傾けようとしませんでした。変化が訪れたのは、二〇〇七年八月のことでした。

ニュージーランドで看護師として働きながら、あらゆる世代の患者の、特に手術室に入るマオリ族と太平洋諸島の人々のあいだの不安や不快感を目の当たりにしてきました。彼らは他の患者と同じく、入室の際、背中が空《あ》いた手術着と、フリーサイズのズボンを手渡されるのです。ところが、それらを身に着けることはあまりありません。いつも普段着で来ては、手術室に入る前に「手術着に着替えるように」と言われるのです。マオリと太平洋諸島の人々は脚をいつも覆《おお》っています。私は、

「私たちは彼らの文化に対し盲目で、ヘルスケア提供者として、脆弱《ぜいじゃく》な入院患者に最適の衣装を準備す

べきだ」

と強く信じています。このため、私たちが患者に対し安全な環境を用意できていないと思ってしまうのです。私は状況を改善すべく旅に出ました。過去十年以上の間太平洋諸島を定期的に訪れてみて、現地では、手術着として「ラヴァラヴァ」という巻きスカートのようなものと上着を着ていることを発見しました。「ニュージーランドでも、似たようなアイデアで何か作れるのではないか」と考えました。

私は手術室の室長とミーティングの約束を取りつけて相談しました。室長は問題を解決するべく青信号を出してくれて、おかげでどんな処置でも手術室にやって来る患者の民族性を調べるデータにアクセスすることができました。フルタイムのシフトと夜勤以外は、私は自由にこの計画を行える身となったのでした。

この旅は平坦ではありませんでした。少ない時間に加え、変化を好まない看護師たちが行く手を遮《さえぎ》ったのです。

「あなたの理論？」

こう嘲笑する看護師を打ち負かすには、このプロジェクトを採用し許可してくれる室長たちのサポートがあることを見せつけなくてはなりませんでした。私の旅は太平洋諸島サポート・ユニットとマオリ健康ユニット両方の運営部とのミーティングからはじまりました。それから南太平洋看護師フォーラムにも常に出席して、他の民族からなるコミュニティや病院勤務の人々と会って話す自信をつけました。

問題を検証するため、過去二年間のデータを調べ上げました。手術室に来るどれくらいの患者が伝統的に脚を覆う民族であるのかを知りたかったのです。私の予想は当たっていて、二十九％の患者がこのグループに相当していました。

データを持ち込み、変化の必要性を訴えながら、私たちは、

「手術室の中で、術後患者のそばにブランケットをたたんで置いておく」

という非公式の実験を実行しました。麻酔回復室で寝返りをうっても、背中が裸になってしまうことはもうありません。計画はまさにここにはじまり、病院の全病棟で衣服の変更が採用されようとしていました。看護部の月例会議を二度重ね、看護師に反対されたあと、私は自分から病棟に電話をし、休日にスタッフと話をするよう約束を取り付け、例の「ラヴァラヴァ」という腰巻きをどう身につけるのかを見せました。手術部とマオリ健康ユニット、太平洋諸島サポート・ユニットで会議を開き、

「数カ所の外科病棟で試着させてみよう」

と合意しました。そのあと、クリーニングをして各病院に配送してくれるクリーニング会社を入札で決定しました。適切な素材を購入し、クリーニングの厳しいテストを行い、計画を実行に移しました。私は特定の病棟に出向いて責任者の看護師長と話し、実験の結果を説明し、

「私たちの計画に参加しませんか？」

と誘いました。その結果、看護師全員が実験を手伝ってくれて、退院前の患者にアンケートを取ってくれ

ることになりました。

公式な実験は三ヵ月実施されました。外科手術の患者に手術室と病棟の往復にブランケットを纏《まと》うように頼みました。ブランケットに加えて太平洋諸島スタイルの「ラヴァラヴァ」も提供しました。

実験中、ニュージーランドの太平洋諸島問題担当大臣が、「重大な問題である」としてイニシアチブを認め、私が救済策を選択したことを「嬉しく思う」と発表しました。また、この計画がすべての民族と国籍に有益としてニュージーランド人権委員会の人種間関係コミッショナーから感謝状も受け取りました。

調査実行を支援するコンピューターに関しても、表やグラフのフォーマットはなかったため急いで学ばなくてはなりませんでした。看護師仲間が助けてくれたおかげで、私は一週間で集計したものをデータ化する知識を得ました。そのころは医療図書館で幾夜も過ごし、仕事のあとはパソコンと格闘しました。その結果、この三ヵ月の実験期間のあいだに九十九人の患者からの回答があり、八十五％が体を布で覆う方法に賛同していた事が判明しました。

実験のあいだ他の病棟や部署でも、

「例の布をうちでも使えないか」

と申し出がありました。私は、手術室に来る全患者を六週間調査する許可を得ました。彼らにこの布を着たいかどうか聞くと、その答えは圧倒的に、

「イエス」

でした。事実、六十％のヨーロッパ系患者も「ラヴァラヴァ」を着たがったのでした。結果五百九十七件の返答のうち九十％が、

「入院中にズボンの他に布を巻きつける着方の選択肢があった方が良い」

と答えました。

このイニシアチブは手術室ではじまりましたが、噂《うわさ》が噂を呼び、瞬《またた》く間《ま》に他の病棟にも広がりました。これで、特注していた布地もより手頃に購入できるようになったのです。

ラヴァラヴァの実用化が公式に実施開始となったのは、二〇〇八年九月二十二日でした。国会議員や外交官、政府高官などが出席する中、このイニシアチブに関して実験段階も実用段階も、両方が多くのメディアの目を引きました。クリーニングサービス運営は、ほかのリネン同様に購入注文とストックとしての配送も同時に行われることになりました。

布を巻きつける手術着、ラヴァラヴァは好評を得て、中には、

「この布を使う患者は手を借りることが少なくなり、回復も数段早くなった」

と言う看護師もいました。民族を超えた人々が同じ布を身につけ、医療機関にとってもこの新しい手術着が大いに意義のある提供品であることがわかったのでした。

このイニシアチブは、当初ニュージーランドの病院数ヵ所からはじまり、いまやニュージーランド全土だけでなく、世界中から関心を持たれています。

私たちは、患者のケアに対していろんな手立てを持っており、またそうする責任があります。勇敢に、大胆に、そして一歩前へ踏み出しましょう。あなたがどんな環境で看護に就いていようとも。

ジェニー・ケンドール　看護師。在ニュージーランド・ウェリントン、首都・湾岸地域健康庁立ウェリントン病院。

9　ゲームに勝つためのカード

ロー・リカタ

一九九八年から二〇〇〇年まで、ＭＵＨＣ（マクギル大学ヘルスケア）の一部である、カナダ・モントリオールのロイヤル・ビクトリア病院で、私はＳＩＩＣＵＳＭ（サン・マクギル中央大学看護師組合）という看護師組合の代表を務めていました。この期間、病院の上席スタッフが会員の組合と、ケベック州連合の看護師は、職場での暴力問題を訴え活発に運動していました。ＦＩＩＱ（ケベック州看護師連合）が行った一九九五年の調査によると、六十八％の回答者が、患者やその家族、または病院スタッフによる叩く・殴る・鋭利なもので刺すなどの身体的暴力を受けています。組合の運動の一つである「国際看護師の日」では毎回イベントや活動を行っており、私たちの活動はたびたび職場内暴力を取り上げてきました。そしてやっと、徐々に看護師たちがこの問題に関して重い口を開きはじめたのです。

私たちはプロジェクトの一つとして身体的、精神的暴力に対する自衛の方法を教えてくれる、女性グループに来てもらいました。このグループのイベントでは、たくさんのロールプレイとディスカッションを行いました。約五十人の女性出席者たちでディスカッションのグループを作り円形に座っている時、

「看護師が暴力を受けた時、懲戒《ちょうかい》されるのは看護師自身である」

つまり、

「暴力の加害者はお咎《とが》めなしで被害者が罰せられている」

という事実に誰かが言及しました。古典的な「被害者を責める」戦術です。セッションをリードしていた女性は、

「虐待《ぎゃくたい》を行った人に対する懲戒と同じく、暴力を受けた側にも何かが与えられるべきだ、と常々思っていました」

と言っていました。

この概念は皆の共感を得て、病院内で「暴力的な人にカードを渡す」というアイデアを思いつきました。私たちは二つのカードを考案しました。一枚は自分用の「ピンク・カード」、もう一枚は「レッド・カード」で言葉の暴力、軽蔑的な行為、脅《おど》しなどがあった場合、患者や家族、上司、医師、同僚に手渡せばよいものです。私たちは、このポケットサイズのカードを何千枚と印刷して看護師に配布しました。ピンク・カードにはこう書いてあります。

私は職場内暴力の排除を心がけています。

1　深呼吸せよ、自分を信じよ。
2　「この行為を認めません」と相手に言い、レッド・カードを差し出そう。
3　ホットラインに報告しよう（電話番号は組合が雇用者と共同で立ち上げたものでした）。
4　あなたの組合の代表に知らせよう。

レッド・カードとは、暴力の加害者に渡すもので、

「職場内暴力を防ごうとするＭＵＨＣのポリシーに反する不適切な行為」

をした者に手渡される。

初版の三千枚のカードは三ヵ月にわたって配布され、看護師たちは増刷を願い出ました。組合にもカードを設置し、誰でも自由に持って行けるようにしました。また、カードを提供し、使い方を説明するユニットを組み、組合の代表たちを勇気づけるグループにユニットを同行させました。いつも病院内を歩き回り、カードのことを人々に話したり、情報を広めるセッションを開催しました。セッションではこのカードを渡す時、「看護師がどのように、どう言って渡すべきか」を助言しました。そして、事後調査とカードを手渡し、訴えを起こした時には、経営側に苦情を出すことで彼らをサポートしました。

たくさんの看護師がこのカードを使用しました。

「カードの存在を知っているだけで強くなれ、カードを渡さなくても加害者にきちんと発言できました」と言う看護師もいました。

看護師は、たびたび脅しや暴力行為に直面し、苦労しています。このカードを彼らに渡すことで、自分だけですべてを抱え込み、解決しようとしなくても、暴力への対処の仕方をどうにか提案できたのではないでしょうか。

私たちは、職場で暴力行為を受けることが、受け入れ難いことだと人々に知らしめたいと願っています。

誰かにこのカードをただ手渡すことが、

「看護師は重要な職業であり、彼らは今後一切、職場での暴力を容認しない」

という主張になるのです。

ロー・リカタ　看護師。四十年以上の看護経験があり、アメリカ、カナダで救命救急ユニットで勤務の傍ら一九八九年から二〇〇八年までSIICUSM代表を務めた。

第二章　新人を食ってはならない

看護師のグループと話してみると、ほぼ世界中のどこでもと言っていいほど誰かが、

「看護師が新人をつぶしてしまって、新しい芽が伸びない」

などと言っている。

「看護師はケアのプロである」

という主張とは裏腹に、これも看護職における真実である。看護師たちが言うには、

「われわれの一番の敵はわれわれ自身」

なのだ（一方で医師の場合と比べてみると、医師らは反発し合いながらも支え合い、お互いをかばい合う）。

一例をあげてみよう。

私はつい先日、看護師になりたての五十代半ばの女性と話していた。彼女はかつて多くの責任を負った重要なポジションに就いていたのだが、看護師に転職したのだった。

「看護学校で驚いたのは、看護師がいつも若手をつぶしていると知ったことなの」

と彼女は語った。

「で、どうすればいいのか何かアドバイスはもらったの？」

と、私は尋ねた。彼女は首を横に振った。

「皆ただ、〝仕方ない〟と言うだけよ。そして〝自分はそうならないように用心しよう〟と」

彼女は少し言葉をつまらせた。

「どうすればいいって言うの？　無視しろ、とか、我慢しろ、って意味かしら？」

そう言う彼女は、今にも泣きそうだった。

私はこの「自責の文言」は、看護師たちにとって悪影響だと感じはじめていた。何かが幾度となく繰り返されると、それが真実だというだけではなく、抗《あらが》えなくなってくる。多くの看護師が、自身の性質のためなのか、

「なぜか分からないが、お互いを育て合ったり、支え合ったりできない」

と主張する。だが私はそんなことを信じたことはない。もちろん、中には相手を失望させたり、さらにはまだ仕事を覚えようと必死に頑張っている新しいメンバーを歓迎しようともしない看護師もいる。しかし、医師もチームプレーができなかったり、新人に対しては指導よりもむしろいじめに長《た》けていたりする。外科医が言うことには、

「皮膚科医や内科医は〝下級のプロ〟で、一度診察が終われば二度と再診の患者から指名されるこ

とはない」

と厳しく批判する。

もし「看護師はお互い反発し合う運命だ」と信じているなら、この第二章の物語を読んでみてほしい。ここには、たとえ必要がなくとも助け合う看護師、職場での経験がトラウマとなってしまった病院職員を救済しにきたマネージャー、看護とサービスの予算を守り抜くために肩書きをかけた、キャリアウーマンならぬ、キャリアナースが描かれている。

それぞれの物語が共食《ともぐ》いではなく、助け合いの方法や守り方を見出したのである。

10　メントル～忠実な助言者～

クロラ・ロビンソン・ブレイク

私は、新しい部署に異動するのが大嫌いです。特に着任早々のオリエンテーション。これは過去の苦い経験のまとめです。有名な病院の腫瘍科に新しく着任した時のオリエンテーションで、私はすぐにどのオリエンテーションも代わり映えしないと悟りました。そのオリエンテーションは終始「実務と、私が作り出せるスピード」について長々と話すだけでした。しかし何を、どんなスピードを作り出せばいいのでしょう？　より良い患者ケア？　そう願いたいものでした。

オリエンテーションはたいてい六週間ほどかかり、その期間は長いと思われがちですが、実際の時間は瞬《また》く間に過ぎていきました。この六週間がはじまると同時に、私は初めて勤務する分野である腫瘍科に紹介されました。しかし、同僚の看護師からは何のサポートもありませんでした。本当に、まったくのゼロです。代わりに彼らはいじめたり、けなしたうえに、山のような仕事を私に押し付けました。ただ一つ、それでも立ち向かえた理由は、私には長年の経験があり、

「成功したい」

という強い決意があったからでした。運良く六週間もかからず、私のオリエンテーションは終わり、災難

に会うこともありませんでした。

私は、このユニットで何年も働き、看護師と看護助手の交替がとても早いのを見てきました。交替の早さには、多くの理由が考えられます。その一つが、

「同僚の新人指導」

であるのは確かでした。私は、最終的にプリセプター（ユニットの機能や患者ケアを新人に教育する先輩看護師）となり、その新人教育の方法を変えようと決めました。オリエンテーションの規則を守りつつ、私のように新人時代に苦労したり、あのとき協力してくれなかった看護師たちのような新人看護師たちへの扱い方を、新しくやって来る看護師に経験して欲しくなかったのです。

私の考え出した方法というのは、

「オリエンテーション出席者を、誠意を以って教育する」

ただそれだけです。

これが珍しいことと言えるでしょうか？

私は、ストレスと戦うべきこと、また、彼らが新卒だと理解すべきことも知っていました。彼らは現場に関してはほとんど無知なために、先輩の私たちが激怒したり、溜息を漏らすべきではないのです（オリエンテーションのあいだ、私は何度、心の中で溜息をついたことか……）。彼らが間違いを犯《おか》しても、

「他に代わりは何人でもいるぞ」

なんて思わせてはいけません。結局のところ、

「新人は、何度ミスをしても許されるが、そこから何かを学ばなくてはならない」

と、新人たちが分かってくれればよいのです。私は新人たちの不安を取り除くために、そこにいるだけでよいのです。私が新人たちの学習を手助けした後、ユニットに残って働いてさえいればよいだけではなく、

「新人たちがいてくれなくては困る」

と、スタッフにそう思わせるために私は手助けをしました。

ある日、私が新人オリエンテーションをしていると、ユニットの同僚と管理者が新人のことで苦情を言い出しました。彼らは、

「あの新人はあまりにのろまで、知識もない」

と言うのです。私がその二人に対して気に入らないところは、そんな軽蔑的な発言を新人の彼女の目の前でするこことでした。

彼らが責めていたその新人に出会ったあと、私は彼女が仕事にとても熱心だと分かりました。彼女は、実に完璧主義者で（時に忙しいユニットでは時間がかかり過ぎるが）やる気があり、真面目でした。また、患者に対し優しく誠意を以って看護していました。「きっと将来、私たちのチームにとってかけがえのないメンバーになるだろう」と私は気付いていました。私自身が新人だった頃、ユニットの「人材育成」とはか

け離れた雰囲気の中、仕事をやめたいと思ったことを思い出し、「この二人の苦情に反論しなくては」と私は決心しました。

私はユニットの管理者に会い、

「彼女がこのユニットにとって、いかに大切な存在になり得るのか」

を説明しました。

「新人とは、成長し、より機能的になるのに時間がかかるものなのです」

とまで反論しました。以前私たちがそうしてきたように、もしベテラン看護師が新人たちを悪く扱えば、悪い結果が出るだけなのです。

管理者は、私の意見に賛成し、

「彼女に何ができるのか、証明するチャンスを与えよう」

と言ってくれました。また、管理者は、

「オリエンテーションを実施した他のスタッフとも話し合うべきじゃないか?」

と提案してくれました。この話し合いのあいだ、私は自分たちがどのようにオリエンテーションをやっているのかを同僚に見せることができ、また弱い立場の人々、つまり新卒者がいる時期はより慎重に、人道的な方法をとることができました。

「人をおとしめるような事はすべきではない」

私たちはそう結論づけました。

二人に責められていた新人看護師は、オリエンテーションを無事終えて、腫瘍科ユニットの貴重なメンバーとなりました。彼女は、のちに私と同じプリセプターとなり、かなり異なったやり方で彼女自身や私が経験した以上に新人を助け、守ったのでした。

それは、私たちがユニットの新人をつぶしてしまうのではなく、育《はぐく》みはじめた瞬間でした。

クロラ・ロビンソン・ブレイク　看護師、看護科学学士、看護理学修士（公共公衆健康の臨床専門家）。腫瘍科看護師を経て、メリーランド大学とジョンズ・ホプキンス大学の看護学校の臨床学科に従事している。

11　「外交」のエッセンス

ダナ・シュローダー

忙しいある日、私はＭＩＣＵの責任者をしていました。その時私が働いていたユニットには、病床が十六床あり、その忙しさは過酷《かこく》でした。私ともう一人の看護師は、そのユニットで二人だけの看護師だったので、割り当ての仕事は非常に多く、時に危険を伴《ともな》うほどでした。多くの患者が人工呼吸器をつけており、血圧を維持するために少なくとも一種類は、それ相応の点滴を必要としていました。急性疾患でない限り、通常このような不安定な患者一人、もしくは二人を看護師一人が担当すべきでした。ですがこの日、私たちはその最低限のルールすら実行できませんでした。

朝の巡回の時、何人かの看護師が、

「このユニットにはたくさん看護管理者がいるのに、いつも裏のデスクに座っているようだ」

と漏《も》らしているのを小耳に挟《はさ》みました。看護師の言うことは正しかったのです。ユニットで管理者業務をしている五人の看護師は、通常デスクワークに勤《いそ》しんでいました。

忙しい時間帯に、看護管理者の助けを求めるのはほぼ不可能です。たいていの場合、担当看護師がそんなことを頼もうものなら、

「ごめんなさい、今日中にこの仕事を終えなきゃいけないの」

と一蹴《いっしゅう》されてしまいます。断られるリスクを負うより、さっさと巡回に行った方がまし、なのです。

病院の経営者の態度は、私にも他の先輩スタッフにもいつも不可解です。私たちのヘルスケア・システムが、毎年数えきれない誤診で患者の病状を悪化させるか、死亡させていると分かってからは特にそうです。安全な医療を確保するには、どんな改正よりも、より多くの人材を提供する方が適切、いや明らかにその方が望ましいようです。しかし、そんなことが起きたことは一度としてありませんでした。この頃、担当看護師はいつも、

「ユニットをいかに〝回す〟か」

で評価されていました。もし臨床看護師が助けを求めれば、管理者たちは、「彼女は優先順位の組み立てがうまくないからだ」と言うに決まっていました。しかし、この本当に不可能な状況の中、どうやったら優先順位なんてつけられるのでしょうか？

最近、チーム医療の最終レベルコースを終えてから、私は、「このコースでよく議論した、ある構想を実践してみよう」と決めました。看護管理者に直訴する時、非難や攻撃ではなく、また怒りに任せた要求でもなく、状況を説明して素直に助けを求めるのです。

私は一人の看護管理者のところに行ってこう言いました。

「スーザン、私はあなたがとても忙しくて、あなたの仕事がとても重要だということは知っています。でも、スタッフが今すぐにあなたの専門的な能力を本当に必要としているんです」

それに加えて、

「割り当て業務の中に特に困難なものがあり、あなたのリーダーシップで仕切って欲しいのです」と説明しました。彼女は、デスクワークを放り出してユニットに向かい、看護師の割り当てを手伝い数時間働いてくれました。

その日の終わり、私は彼女にお礼を言いに行きました。そこで私は彼女の助けを得るために使った構想について説明しました。彼女の専門知識に感謝し、彼女の役割を知ってもらうことで私の要求は平和的に実行されたのでした。彼女は私に感謝し、こう答えました。

「ダナ、今までここに何人の人が怒鳴《どな》り込んできたか、あなたは知らないでしょう。〝ここからすぐに出て来て、手伝ってよ!〟なんて。私、あなたの頼み方が本当に気に入ったの」

この日以来、私は似たような状況で同じテクニックを実践しています。もちろんうまく行くこともあれば、そうでないこともあります。

一番報《むく》われたのは、何か問題が起きた時、このやり方でそれに近づくことは、

「自分と他者とのコミュニケーションを円滑に維持できる」

ということです。コミュニケーションとは、敵意を持っていては絶対に得られないものなのです。そして、このやり方で他者との距離が縮まり、時間が許せばもっと深く議論できるようになるのです。次に起きるのは……たくさんの人がこの方法で居心地良くなることでしょう。多分これが仏教で言う「因果応報」なのだと思うのです。

ダナ・シュローダー 看護師、看護理学修士。救命救急看護師として勤務中。看護・健康政策の学位を持ち、ボルチモアのメリーランド大学における「救命救急と外傷での看護施術プログラム」に登録されている。

12　骨折とアイスクリーム

エディ・ブロウズ

救急科（ＥＤ）の看護師はだんだん強くなってくる。

人間の身に起きる悲劇は、執拗に繰り返され、防御力がなければ、犠牲を伴う。

われわれＥＤの看護師は、苦しみ続ける人間性のとめどないパレードに、いかに対処するかを学ぶのだ。恐ろしいユーモアを駆使《くし》し、心にできた、固い角質にプライドさえ覚えながら、心の皮膚を分厚くしていく。

われわれは何事にも動じない。

われわれに襲いかかるものは、何にでも対処できる。

驚愕や衝撃を与えるものは、もはや何もない。

われわれはＥＤ看護師だ。

われわれは強い。

われわれの咆哮《ほうこう》を聞け。

冷静なプロ精神で、われわれは患者の看護をする。銃創《じゅうそう》、恐ろしいバイク事故の外傷、突然の脳卒中や心臓発作、消化管出血、発作……。そして血液や胆汁、嘔吐物、排泄物が飛んでくれば、当たり前のようにユニフォームを着替えるだけだ。普通の人なら、気を失うであろう身の毛もよだつことを、われわれはたくさん見てきたのだ。暴力、外傷、壊滅的な疾患《しっかん》、そして死は、われわれの毎日の仕事の一部にすぎない。レイプからの生還者をサポートしたところで、もう涙も出てこない。犯罪の被害者に同情しても、その犯罪への恐怖から仕事をやめようとは思わない。流血の恐怖にさらされながらも、悪夢を見る事などない。われわれED看護師はタフな連中だ。誰も真似できやしない。

いや、そうでないかもしれない。自分たちを守るため、自分自身と戦わなくてはならない時は、われわれも案外弱いのかも知れない。われわれ一人ひとりに、あの固い角質に穴をあけ、核心へと押し進むような辛い経験がある。

私とEDの同僚にとってそんな経験は「被虐待児」という形でやってきた。

ある三月の朝、忙しいニューヨーク市のEDで、僕は看護マネージャーをしていた。そこへ一人の子供（仮にアレンとしよう）がやって来て、われわれの心を引き裂いた。

六歳くらいのその子は、致命的な重傷を負って運ばれてきた。午前中、必死に努力したにもかかわらず、昼頃になってわれわれは彼に死を宣告せざるを得なかった。スタッフは皆打ちひしがれていた。

われわれは、実は以前からアレンを知っていた。数度にわたり、この小さな男の子に治療を施し、そのたびに事情を関係当局に報告していた。この被虐待児は、繰り返し戻ってきて、さらに酷《ひど》い外傷を負っていた。そしてそのたびに、われわれは、危険な彼の自宅に返さなくてもいいように、何とか手を打とうとしていたのだ。しかし、何度も何度も法廷は、

「家族は一緒に」

という言葉の下《もと》に、彼を暴力的な両親の元に返すのだった。われわれは、できることすべてを試みた。そして彼は亡くなったのだった。

われわれは彼が搬送されると、まず診断確診度が上がってきた時アラームのベルを止め、搬送のたびにソーシャルサービスに事情を確認してもらう。ソーシャルサービスは、定期的に保護活動を報告する。保護活動は常に法廷に提出される。

それでもこのシステムは子供を身体的に虐待し、恐怖を与える人の所へ送りかえし続ける。EDの看護師全員が、

「手遅れになる前に、アレンを家族から引き離した方がいい」

と分かっていた。

「保護されなければ、いつか〝永遠に横たわったまま〟EDのわれわれの元に戻って来るだろう」

と。そして実際に、彼はここに戻って来たのだった。

アレンの死亡が確認されてから、彼の小さな亡骸《なきがら》は放射線科に運ばれ、義務付けられている検査（全身のレントゲン撮影）が行われた。あらゆる治癒段階の骨折が、数えきれないほど見つかった時、われわれは

身震いした。短い生涯で、この子供が痛みと恐怖以外何も知らなかったことは明らかだった。

アレンを担当していた一級看護師（メアリー）には同い年の娘がおり、彼女はブルブル震えていた。彼女は午後三時までの勤務予定だったが、私は夜勤の看護師に電話をし、

「早出だったメアリーを早く帰したいんだ。少し早く出勤してくれないか？」

と頼んで出勤してもらった。出勤した看護師にメアリーを落ち着かせてもらった。後でメアリーが私に会いに来るように、その看護師にたのんでおいた。

午後一時、気を取り直したメアリーは私の所に来て、

「夜勤と担当の引き継ぎをしなくてはならないのですが、どこに行けば良いでしょうか？」

と尋ねた。彼女はＥＤの看護師らしく、仕事に戻るつもりのようだった。しかしこの場合、私は自分を守るため、自分自身の立場に抗《あらが》わなければならないのを知っていた。

「家だよ」

と私は答えた。

「家に帰って、子供を思い切り抱きしめなさい」

メアリーは驚いた様子で、

「私のシフトは、三時までのはずですが？」

と言った。

「今日は別だよ。僕が頼んでいるのだから、安心して。フルタイムの給料は支払うよ。でも、今は家に帰って、君には子供を抱きしめて欲しいんだ。みんなもそう願ってる」

彼女は反論し、

「娘は今は学校にいるのよ」

と言う。

「じゃあ連れ出せばいい。個人的な用事があるとでも学校に言って、今日だけは、迎えに行っておいで。それからぎゅっと抱きしめて、トランプでもぬり絵でも、何でもいいから一緒にやればいい。そして明日、出勤した時に、今日の午後をどう過ごしたのかみんなに教えてくれ。そうしてくれれば僕たちは癒《いや》されるんだよ。みんなが君にそうして欲しいんだ」

メアリーは仕事を切り上げ、われわれはまたいつものように命を救い、病気と戦い続けた。しかし、重たい雲がEDを包み込みやる気も失せていた。心が軽くなるようなジョークも、陽気なおしゃべりも、明るい皮肉も消え失せていた。われわれは弱っていた。心を防御していた壁が、今にも崩れそうになっていた。私はただ、

「いつまでこんな気持ちが続くのか」

と、考えていた。

精神科看護師専門家は「報告会」というセッションを開いており、そこには看護師をはじめ医師、ユニ

ットの秘書、受付クラーク、救急隊員、果ては清掃員まで毎回出席することになっている。EDは、チーム全体が疲弊《ひへい》し、心を安らげる友情を必要としていた。

翌日われわれは、この会に出席し、アレンの命を救えなかった無益な努力とその時の気持ち、そしてその感情に対処できない自分自身について話し合った。数年の、いや何十年のEDでの経験が、今までそれを困難にしていたのか、ほとんどのメンバーが涙を流した。中にはどうする事もできず、声をあげて泣く者もいた。

しばらくして、メアリーがセッションに加わった。彼女が席に着くと、皆はすこし気分が落ち着いたようだった。

「昨日、」

と、彼女は話しはじめた。

「娘の学校に電話して、〝いつもより早く迎えに行く〟と言ったの。学校に着くと、私を見た娘はびっくりして〝何があったの⁉〟と言ったわ。隠してたつもりだったけど、辛いことがあったのがすぐにバレちゃった。そして彼女に話そうと決めたの。〝ママは今日、仕事ですごく嫌なことがあってとても悲しいの。だからあなたと抜け出して、何か楽しいことをしたり、元気になれるような特別な時間が欲しいの〟って。そして、六歳の子供の答えを待ったの。そしたら彼女は私をぎゅうっと抱きしめて、〝これは元気が出るハグよ〟と、彼女が作った処方箋通りに処方してくれたわ。〝ママ、ママにはアイスクリームが必要よ！　だって食べるといつも元気になるでしょう？〟

私への特効薬は、〝アイスクリーム〟だったの！　〝デイリー・クイーン〟に行って、コーンに乗っかったアイスクリームを買って公園に行ったわ。ベンチに並んで座って、娘のおしゃべりにずっと付き合って、それが昨日の午後の私。私は自分に言い聞かせたの。

〝私の娘は安全だ。彼女は愛されてる。彼女は幸せで、そしてなにより彼女は生きてる〟って。それから手をつないで家に帰ったの。娘にとっては子供時代の宝物みたいな時間を過ごせたかな、と思ってるわ。彼女もそう思ってくれているといいわね」

われわれもそう願っているよメアリー。君の過ごした午後の話を聞いて、どんなに救われたか。そしてわれわれは前進した。結局、われわれはＥＤ看護師なのだから。

エディ・ブロウズ　看護師。医療ミス弁護訴訟、専門免許、表現、看護擁護を専門とする看護弁護士。

13　手ぶらの回診

アメイア・サインツ・ド・オルミジャナ

私が住んでいるスペイン・バスク自治州にある救急病院の病棟で、看護師として、四ヵ月の契約で働くことになりました。三十二床の病棟には、十六室の二人部屋があり、二人の看護師と二人のアシスタントが常時ユニットにいました。看護師もアシスタントもいつも同じシフトで勤務していたため、どのシフトで勤務しても、たいてい同じメンバーでの仕事でした。

看護師はアシスタントと組んで十六人の患者を担当し、一人は一号室から八号室、もう一人が九号室から十六号室の患者ケアの責任者となります。患者の平均年齢は八十二歳、鎮痛剤を要求するナースコールが鳴り止まないという極《きわ》めて多忙な病棟でした。

私の同僚であるサンドラ（個人情報保護のため仮名とします）は、この病棟で六年間働いていました。彼女は正規雇用の看護師で、技術的な知識と能力で高い評価を得ている看護学校を卒業していました。

私たちの病院では看護ケアに対して総合的なアプローチの提供に努めており、また、

「健康とは病気でないこと以上の意味を持つ」

と考えていました。

実際の勤務では、八時間労働のシフトで十六人の救急患者を看護していて、身体的ケア以上の機会に巡り会えることなどあり得ません。私のシフトでは、サンドラが一号室から八号室、私が残りを担当していました。

私は、まず三年間スペインで看護を学び、その後旅に出て、看護科学学士と理学修士を修めて海外で働いたので「手ぶらの回診」と私が名付けているものに慣れていました。それはただ患者一人ひとりに、

「今日あなたを担当するアメイア・サインツ・ド・オルミジャナです」

と自己紹介するためだけに、手に何も持たずに病室を回ることです。仕事をはじめるといつもこれをやって、患者たちに私がその日何時まで勤務するかを知らせました。例えば、

「今日は十時までいますが、何度か立ち寄りますね。私にできることがあれば、いつでも呼んでください」

といったように。これはペイン・コントロール・ストラテジー（痛みを感じたらなるべく早く知らせること。治療が早ければ痛みをコントロールするのが簡単に、治るのも早くなる）という理論に則《のっと》って、私が特に注意して行っていることでした。

私をすでに知っている患者の場合は、私はただ病室に入って患者の名前を呼び、

「今日の調子はどうですか？」

と、彼らの健康や幸せについて、何か心配事や気がかりなことがあるかを話すだけにしています。私が始業前のシフトで働いていた同僚からの引き継ぎが終わるとすぐにこれを行い、薬の準備や血圧の計測、患者をベッドから起こしたり、救急処置室から入院患者を受け入れたり、という通常のシフトで行われる「（挙げればキリがない）本当の業務」は、このあとに続くのでした。とにかくこうして、私は手ぶらで病室を歩いて回っていました。

私のこの「手ぶらの回診」は病院内でやっている看護師は一人もいなくて、スペイン中の病院を探して

もわずかでした。私は勤務経験が三年の「新米看護師」だったため、同僚からの不快な言葉でこの回診をからかわれて恥ずかしく思ったこともありました。ほとんどの看護師は患者と顔を会わせることなく、ただ必要に応じてナースコールが鳴るのを待っているだけです。このユニットに勤務して数日後、それを見てきた私の態度は変わりました。私の看護師としての価値と、患者に良いと信じることに従って、すべき事を相応の方法でする強さを見付けたのでした。

サンドラとユニットで数日一緒に働き、私がどのように「ヘルスケアの世界」を考え、理解しているのかを知り、彼女は私に尊敬の念を抱きはじめました。それからしばらくして、私は新しい方法で、「手ぶらの回診」をはじめることを決めました。

約二週間後、サンドラは、私たちのシフトの仕事負担量についてこう言いました。

「あなたは本当にラッキーね、アメイア。だって、あなたが担当の患者たち、最近私の患者より〝荷が軽く〟なって、ナースコールもあまり鳴らさないじゃない」

私は、彼女の言う「現象」に関しては賛成しませんでしたが、

「患者の病状の軽さより、むしろ〝手ぶらの回診〟に変化の要因がある」

との仮説を、彼女に話すほどの自信は、私にはありませんでした。代わりに、

「試しに、私の担当の病室と、あなたの病室を交換してみない？」

と話してみました。そうすれば彼女は九号室から後半、私は一号室から八号室の担当となります。私が初

めてこの話を持ちかけた時、彼女は申し出を断りましたが、一週間後、彼女は、

「やってみても損はなさそうだし……」

と受け入れてくれました。

いわゆる「重たい」方の患者を私が担当しはじめてから、数週間が経ちました。するとビンゴ！　同じことが起きたのです。仕事をはじめてすぐに手ぶらの回診をすると、サンドラの担当する患者よりも、私の患者が鳴らすナースコールが圧倒的に少なくなりました。ナースコールの件数を実際数えることはしませんでしたが、サンドラは、

「やっぱり、あなたが担当している患者のナースコールの方が、私のより少ないわね」

と認めました。

ある夜勤の日、休憩しているわたしに、彼女は言いました。

「アメイア、私たちがそれぞれの割り当ての病室で起こした、この微妙な変化が、このところ止《や》んでしまったわね。もう一度、元の患者の担当をしてみようかと思うの。だって、違いがないんじゃ、もう担当を替える意味がないじゃない？　私ね、何日か考えて答にたどり着いたの。問題は、患者の病気の重さや、そのケアの大変さじゃなかったわ。あなたのナースコールが私より少ないのは、あなたが自己紹介をしに行った時〝勤務中あなたの看護のためにいつもそばにいますよ〟と念を押すことで、彼らに身近で誰かが見ていてくれるという安心感が持てる、という事実が関係しているからだと思うの」

彼女は私に助けを求めました。彼女は、

「自分の〝看護の方法〟をどうにかしたい」

と言いましたが、同時に、

「患者に自己紹介など自分には到底できない」

と認めました。私とは違うやり方で看護を学んだ彼女には、患者に自己紹介をすることは仕事の範囲外だったのです。彼女はそれを実行したかったのですが、彼女の性格や能力、あるいは理論がそれを拒《こば》んだのでした。しかしそれでも、彼女は患者に話しかけようと手ぶらで病室を回ろうと決心したのでした。

翌日、彼女はこの新たな行動を実行しました。

数ヵ月後、私はサンドラとお茶をしました。私は、そのユニットをもう離れていましたが、まだ同じユニットで働いていたサンドラは、彼女と同年代の看護師と勤務中だと言いました。彼女が続けている〝手ぶらの回診〟のことで、彼女が非難されるのはやむを得ないことでした。他のスタッフたちは、

「あなたがこうすることで昇給を狙っているのなら、それは時間の無駄だ」

とまで言ったのです。ついに彼女は手ぶらの回診をやめてしまいました。

「昔のようなやり方に戻るのは気が進まなかったけど、あの仲間の圧力に逆らうのは難しいことだったのよ」

と、私に言いました。

「これって私が、あそこで生き残れるかどうかの問題なの」

と彼女は告白しました。

サンドラは、とても賢く、素直で、考えを私に打ち明けられるほど勇敢だ、というのが私の意見です。しかし彼女はたった一人で、だれも支えてくれる仲間がいない状況でもうまく仕事をしています。手ぶらの回診は私のためではありません。私の患者を助け、私の看護師としての仕事の一部分を楽にしてくれると私は分かっています。私の手ぶらの回診は、これからも続くでしょう。


アメイア・サインツ・ド・オルミジャナ　看護師、看護科学学士、理学修士。スペイン・バスク公立健康サービスにおいて五年間、数々の病院のユニットで勤務している。

第三章　「先生、失礼ですが、間違ってます」

看護師同士のいじめや暴力というのは不幸な話だがどこでも聞くことだ。その原因を、「医師の看護師に対する扱いが悪いからだ」とする看護師もいる。そういった議論は、「横の線上の暴力は、上下関係上の暴力の結果である」つまり、看護師同士の暴力問題は、元はと言えば上司と部下のあいだに暴力関係があるからだ、というのだ。看護師同士の関係が危《あや》うい状態である理由はともかく、看護師と医師との人間関係は、大いに改善すべきところがある。

初めて看護師たちを観察しに病院に行った時、私は感銘《かんめい》を受けた。いや、失望という方が妥当《だとう》かもしれない。医師がどのように看護師を扱っているのか、同時に看護師たちがそれに反抗するのではなく、むしろ順応してしまっているのを目の当たりにしたのだ。どうも女性の運動は看護の世界とは無縁のようだ（もしくは逆なのか……）。そして、この女性が主に働く看護職とは、他の職場では到底容認されないような行為を受け入れてしまったように見えた。

ヘルスケア・システムに見られるこの毒性のあるヒエラルキーは、十九世紀半ばごろ、自立した女性の主な職業として看護が登場した時から医療と看護のあいだに存在する緊張と対立の結果である。同時に、医師は大人数で病院を占拠《せんきょ》し、看護業務の上に鎮座《ちんざ》している。

今日まで、看護師のことを「医療の侍女《じじょ》」、現代の専門用語でいえば、「医師の手足」、あるいは「医師と手を組んだ健康専門家」としか考えていない医師は多い。看護師には医師の学位がないため、看護師たちが持つ貴重な知識や能力に気づかない医師が非常に多いのである。もちろん、医師と看護師がうまくいっているケースも多いが、実際の仕事において看護師たちは何度も、

「大学では〝看護師とどう話すか〟など学んだことはない。われわれが学ぶのは、〝看護師にどう指示を出すか〟だけだ」

と言う医師に遭遇する。

この章は、「看護師たちが、いかにして医療と看護を両立できたのか」という物語である。ここでの看護師たちは、他の看護師と同様、医師たちにこのような近視眼的な態度を考え直させるために、興味深い、また目新しい方法を見付けた。医師たちが傲慢な態度を続けたとしても、看護師たちは引き下がらない。その行程において、看護師は看護と医療の交差点で起きる機能不全を減らし、患者の安全を確保し、そのために欠かせないチームワークを築くために財団を設立したり、ヘルスケアの職場を有害なものやストレスから遠ざけ、現場にいる人全員にとって良い環境を作ろうと努《つと》めているのだ。

14 アイ（目）／アイ（私）擁護

ジェーン・ブラック

救急で働く看護師は、くる日もくる日も救急専門の医師と対話します。そして看護師は医師たちを知り信用するようになり、好みまで分かってくると、問題が書類となって手元にきた時、どうアプローチするのが最善の方法かを知るようになります。

救急の医師と働く利点は他にもあります。電話で呼び出さなくても良いのです。いつも近くにいるのですから！　患者ケアに関して医師の許可が必要で相談したければ、看護師にはたやすいことです。オペレーターと話して電話をつないでもらうことも、医師からの返事を待つことも、質問やリクエストにいちいち文句を付けるイライラさせる医師に我慢することさえ必要ないのです。しかしながら、時々、救急に専属の医師が自分の担当する患者を診察しにくることがあります。このような医師と仕事をするのは大変です。

ある日の午後、私は、専属の心臓専門医の診察を受ける八十四歳の男性の患者を担当していました。検査のあとその患者が緊急を要する状態でないと確認でき、医師がいくつか指示を残し病院を出ました。

「看護師さん、彼は私の診察をしたのか？」

「彼のプランについて私と相談したのか？」

「私の許可をもとめたのか？」

医師が立ち去ると、患者は私に質問してきました。

答えはすべて「ノー」です。

病床のそばで、この紳士と私が投与を指示されている薬のことで話をはじめました。エノキサパリンナトリウムといいます。この薬は抗凝固剤です。血液が凝固する機能を弱め、これにより、心臓発作のリスクを減少させたのです。心臓発作は心筋への血液の流れをその塊《かたまり》が止めてしまうことで、この患者のような症状では典型的に起きるものです。

「ＩＣａｐを飲んでいるのですよ、私は」

と、患者は私に言いました。

「えっ？」

私は聞き返しました。

「なんでそんなものを飲んでいるんですか？」

ＩＣａｐとは、目の健康のためとして販売されているマルチビタミンのサプリメントだと、私は知っていました。

「視力に問題があるんです」

と、彼は言いました。詳しく調べてみると、視力が低下しただけではなく、以前に網膜出血の経歴があったことが分かりました。彼の眼球の裏にある血管はもろくて、滲出《しんしゅつ》や出血しやすく失明の可能性もありました。この患者に抗凝固剤を投与することは、潜在的に致命的な網膜出血を招きかねないということなのです。

私は投与をやめ、医師と連絡をとりました。

「エノキサパリンの投与指示のことで電話してます。彼には網膜出血の経歴がありました」

私は医師にそう言いました。医師の反応は予想通りでした。

「そんなもの投与するな！」

医師は叫びました。言われなくとも、私はすでに投与をやめていたのでした。医師の声から感じられる恐怖は、私が投与しなかったことを説明すると安堵《あんど》に変わりましたが、彼の危険なミスを私が指摘したことに対しての感謝の言葉はありませんでした。

この出来事が、感動やドラマを生むようなことだとは思いませんが、それでも患者の失明の危機は救えたと私は信じています。

・医師の指示に無関心にならないこと、指示を時間をかけ、じっくり考慮すること。

・患者と話して、その話をよく聞くこと。

そして、

・医師がすべてを知っている。

と仮定しないことを、このできごと以来、私は忘れないようにしています。

ジェーン・ブラック　看護師、理学修士。一九八三年アリゾナ大学を卒業後、看護実習を続ける。臨床経歴は救命救急、外傷、救急看護と多岐にわたる。

15　患者は何でも聞こえてる

クラーク・ドティ

看護師は、自分たちのことを、

「患者の擁護者」

と言うだけに、私たちはあたかも生まれつき擁護の方法を知っているかのように見えます。しかし、実際はそんなことはごく稀《まれ》なのです。実際、私が、

「初めて自分の患者を守り切った」

と強く感じたのは、

「初めて患者の擁護者であると感じ、行動できた時」

でもあったと記憶しています。

当時、私は看護学生で医療外科の初期の臨床実習をしていました。小さな病院で脳卒中を起こした中年の患者を担当していたのでした。患者は話すことができず、半身不随でしたが両目は開けることができました。私が初めて病室に入った時、彼女は警戒しているようでした。

私は自己紹介をし、

「私は看護学生です」

と言ったのを皮切りに検査のあいだずっと話しかけました。聴診器を当て、聞こえた音を彼女に説明しました。私が検査の結果を逐一《ちくいち》話してあげると、そのたびに彼女はアイコンタクトで返すのでした。私は彼女が理解してくれているのかどうか不安に思いました。そして想像したのでした。〝完全に閉じ込められ、外の世界とまったくコミュニケーションが取れない〟という感覚が、いかに恐ろしいことか。

「もし回復の見込みがなくても、身動きが取れない閉ざされた身体に意識だけが残る、という惨劇《さんげき》は少なくとも免れて欲しい」

と願わざるを得ませんでした。

彼女の検査と記録を続けていると七十代前半と思われる、茶色のスーツを着た男性が病室に入ってきました。私が記録紙から目をあげると、彼は首から下げていた聴診器を取り、横たわっている彼女を速《すみ》やかに検査しているのが見て取れました。しかし、一度として彼女に話しかけようとはしませんでした。最後に私を見て、記録を手渡すよう目配せをすると、

「浮腫があるから、ラシックスの処方を指示するよ」

とだけ言い、彼は記録を持ったまま、病室を出てしまいました。

その男性が彼女の記録を書いている所まで追いかけて行き、私は自己紹介しました。

「看護師じゃないのか？」

私の顔を見ようともせず、彼はそう尋ねました。

「ええ、実習生です。でも、あの患者にはラシックスのことを話しておきます」

と、私は答えました。彼は記録を私に返してくれればいいのに、病室のドアに備え付けてある記録入れの箱に入れました。彼が去る前に私は何も考えず尋ねました。

「先生は、彼女に目もくれず、話しかけもしませんでしたね？　どうして彼女が何も聞こえず、理解してないと分かるんです？」

今度は、私の顔をじっと見て彼はこう言いました。

「彼女は脳死状態ではない。だが返事をしたり、指示に従うことはできない」

シンプルな答えでした。

「しかし、もう少し誠意を持って、患者に自身の状態を知らせても良いのではないですか？　まるで彼女が病室にいないかのようにしゃべるよりましでしょう？」

と、思わず口走ってしまいました。勢いづいたわたしは、

「それに病室に入る前にノックをするべきだし、入室したら自己紹介をするべきだし、患者が何かジェスチャーでもして主張した時、それを記録する時はていねいにその患者が何をしてほしいのかきちんと聞くべきです」

などなど、私の口は止まりませんでした。彼は一瞬眉間《みけん》にしわを寄せたあと振り向いて、何も言わずそのまま廊下を去って行きました。

私は怒りを抑《おさ》えつつ患者の病室に戻りました。ラシックスという薬の説明をして、彼女が理解を示すサインを出すのを待ちました。彼女は、ベッドの手すりを見つめていました。

その数日後、臨床指導員が私を呼び出しました。

「あの厚かましい行為で叱責《しっせき》を受けるのではないか」

と思うと、私の胸は打ち砕かれんばかりでしたが、ただ添削《てんさく》された論文を返されただけで、あの医師からの苦情や反応は何もありませんでした。

今、あの爆発的な怒りを思い出すと、自分でもおかしくて少し笑えます。

「まったく未経験の看護学生が、七十歳の現役医師を叱《しか》る」

なんて。それでも私は何かを言えたことが嬉しかったのでした。それは私が正しいことをしただけでなく、やらなくてはいけないことをやったからでした。

クラーク・ドティ　看護師、看護科学学士。デューク大学医療センター女性部、メモリアル・

スローン・ケタリング・がんセンター・胸部腫瘍科に勤務していた。現在デューク大学の救命救急で働きながら、同大学看護学校にて看護教育の看護科学修士課程をとっている。

16　手袋を脱いで

ナンシー・マリー・ヴァレンタイン

多忙を極める都会の病院に、私は新任の看護師長として着任しました。私は、街の文化を深いところまで知るのに時間がかかっていました。一緒に働く看護師の幹部は、私が出会った中でも最も親切な看護師でした。看護師の仕事を見ると、文字通り「涙を誘う」ものでした。一方で、その全貌《ぜんぼう》を知れば、看護師が釘のように鋭く尖《とが》った存在でもあると分かるでしょう。私は、

「看護師たちの信頼を得はじめたかな」

と感じてきたある日、外科ＩＣＵの「非常に積極的な」看護師長メアリーから、緊急予約の件で私のオフィスに電話がかかってきました。彼女は今までにないほど激しく怒り、オフィスに飛び込んできたのでした。目から火が吹きそうで、その怒りの矛先《ほこさき》は外科サービスの医療監督であるドクターＨに向けられていました。彼は〝いかなる状況においても、一緒に仕事をしづらい人だ〟と評判でした。

その日の前日、

「ドクターHが外科ICUに入り〝素手〟で患者に近づき、開いた傷口の検査をしたあと、その指で壊《え》死《し》組織を取り除いた」

とメアリーが報告したのです！　彼女がそれを見つけるとドクターHは、

「医師が患者に下した診断に、口を出すべきではない」

と言ったのです。

彼女をなだめた後、私はこの「素手で外傷に触れる」という信じがたい行為は許されない、と賛同し、

「一緒にそのドクターHに会いに行きましょう」

と提案しました。また、

「その患者も、感染症管理チームに見てもらうべきです」

とも言いました。彼女は私の二つの提案に賛成し、数日後、ドクターHに会うこととなりました。

「どうして通常の感染症予防策を行わず、手袋をつけなかったのですか？」

私は彼に聞いてみました。すると彼は、

「傷の状態を正確に感じ取るには、この方法が一番なんだ」

と、はっきり言うのです。さらに、

「医学書にもそのように書いてあるし、何度も同じことをした」

と主張するのでした。

「それは興味深いですね」

と私は言いました。

「ぜひその記事を読んで見たいものですわ。見せていただけますか？」

彼は、

「よし、必ず見せよう」

と約束し、会議へと急いで行ってしまいました。もちろんその後、そんな記事を私たちが見ることは一度もありませんでした。私たちは、

「ドクターHが、今後全患者に対して手袋を着用するように、指導を受けるべきだ」

と報告しました。しかし、この報告とその余波がドクターHの衝撃的な行為を改善することがなかったのは当然のことでした。それでも、

「もし彼の行為のために患者の身に何かが起きたら、看護師会は行動する用意がある」

と、彼に知らしめることはできたのでした。


ナンシー・マリー・ヴァレンタイン　看護師、学術博士、理学博士（HON）、看護科学修士、心理学修士、全米看護アカデミー会員、NAP会員。精神科の臨床看護実習生で、ボストンシティ病院の前看護監督、マサチューセッツ州ベルモント・マクリーン病院の看護副理事長、ワシントンD．C．アメリカ合衆国退役軍人省国家公認チーフネットワークオフィサー（CNO）。現

在ペンシルバニア州ブリン・マーのメインラインヘルスにおいて上席副社長兼CNOを務める。

17　悲劇の中の希望

コニー・バーデン

数年前、臓器移植に関心が高まっていたころ、臓器のドナーとして入院する患者側への意識は今ほどシステム化されていませんでした。看護師たちは、臓器ドナーを識別する基準をどうにか認識していたようでしたが、臓器提供を促進《そくしん》するべき現場でのシステムは、さらに面倒で時間のかかるものでした。同時に、今日と同様にドナーの需要は非常に多かったのです。

オクラホマから私が働くICUに来た若者と彼の妻を担当した時の経験は、絶対に忘れることはないでしょう。

その夫妻は、結婚一周年を祝うためのクルーズに乗っていたのですが、夫が突然倒れたのです。船上で救命措置を施し安定させた後、人工呼吸器をつけたままヘリで私の病院に搬送されましたが、彼はどんな刺激にも、全く無反応でした。CTスキャンの結果、重度の脳内出血を起こしており、おそらく原因は高血圧であることが分かりました。その後、何日か経過し、その男性は脳死状態に陥《おちい》りました。彼の妻に、「脳死」の宣告をすると、

「〝脳死〟とは、生命維持装置で心臓が鼓動していても、呼吸で胸が上下していても、実際は彼が死んでいるということを意味する」

と、彼女はどうにか理解したようでした。

ある金曜日、看護チームは、患者の担当医師たちに臓器移植のドナー登録を告げましたが、二人の医師は興味を示さず、彼らは、

「移植は〝手間〟がかかりすぎるので、生命維持装置を停めて、彼を逝《い》かせてあげた方が良い、と彼の妻に勧《すす》めた方がいいだろう」

と言うのでした。

私は、過去二十年勤務した中で、これと同様のシチュエーションを何度か経験したことがありました。ほとんどの家族にとっては、悲劇に陥る前に愛する家族を失うのを免《まぬが》れられるので、臓器移植は絶大な助けとなることは分かっていました。この案件を数人の看護師と話し合いましたが、

「医師がアイデアに反対しているので、患者の家族には提案しにくい」

と、誰もが感じていました。しかし、私の経験はそれは逆だと言っていたのでした。

現在では臓器を調達する側が私たちに「お伺い」を立てるのですが、当時はそうではありませんでした。私は患者の妻と面接し、脳死という状態についてもう一度説明しました。彼女はまだ結婚して間もなく、共に過ごした時間もまだ短いこと、子供を授かりたいことなど、将来の夢についても語ってくれまし

た。彼女は若くして途方に暮れていました。家から遠く離れたところで、支えてくれる家族もなく、孤独でした。

私は医師の決定に反して行動するリスクを知りながらも、

「彼女にドナー登録を提案しよう」

と決心しました。私はドナーの流れと意義をゆっくり時間をかけて彼女に説明しました。若く健康なドナーがもたらす潜在的な利点の概要を話し、実際に私たちが同様の症状を持つ患者をドナー登録した成功例を数件紹介しました。彼女は疲れ果てているうえに、私の話に圧倒されて、

「少し考える時間をください」

と言いました。

一時間ほど経《た》ったあと、彼女の呼び出しに応じて私が戻ってくると彼女は、

「夫をドナー登録させるために、一歩前へ出る準備ができました」

と言ってくれました。拷問《ごうもん》のように辛かったこの四日間で初めて、彼女の表情に束《つか》の間の平安と自制を、私は垣間見たのです。

「少なくともこの状況からは抜け出せそうだわ」

と、彼女は語りました。

この時、金曜日の午後四時でした。当初からこの行動に反対していた同僚の医師たちと共に移植のプロ

セスに就くには、最適な時間とは言えませんでした。まず看護チームに私がドナー登録を提案したことを告げて驚かせ、当直の医師と神経科医に電話をして、

「患者の妻が、夫の臓器ドナー登録を望んでいます」

と知らせました。一人の医師、彼は神経科医でしたが、彼はこの方針で動くことに賛成しませんでした。

「私が〝金曜の午後〟にプロセスを開始したことが不快だ」

という理由から、

「どうしてこんなことになったのか知りたい」

と、イライラしながら私に要望してきました。

「私がドナー登録を提案したのは彼女の幸福を思ってのことで、彼女には選択肢を知る権利があるからです」

と、私はその医師に告げました。さらに、

「彼女の夫がドナーになることに禁忌《きんき》事由はまったくありません。わが国ではドナーが大いに不足しているのです。私は今すぐにでも臓器を引き取りに来る事務所に電話をするところです」

と言いました。

臓器を取り出す手術は土曜日の早朝に行われ、私は彼の妻に手術が終わるまで付き添いました。彼は良好なドナーであることが判明し、彼の腎臓・心臓・肝臓は、数人の死に瀕《ひん》していたレシピエント（臓器移

植を受ける側の患者）に移植され、移植はすべて成功しました。

それから数年間、私は、彼の妻からオクラホマからの便りや、年末にはカードを受け取っています。そのたびに、彼女があの絶望的な状況の中でドナー登録という選択肢を与えられ、自分の心に平安を生み出そうと彼女の希望すべてを臓器移植という決断に注ぐことができたのだと感謝するのを忘れません。私があの選択を提案したことが、彼女にとって悲劇から抜け出すこと、そして新しい人生を歩むことを可能にさせたのだと思い出させてくれるのです。

コニー・バーデン　看護師、看護科学修士、臨床看護師、救命救急臨床看護スペシャリスト。在マイアミ南フロリダ・バプテスト・ヘルスにて電子ＩＣＵの臨床看護スペシャリスト。アメリカ救急救命看護師協会元理事。

18　年の功

マリオン・フィップス

四十年看護師を続け、私の髪は白髪が目立ち、体重は標準値を超えています。ときどき、「これは看護師という職業の性《さが》なのか、それとも遺伝か、あるいは体重に関しては大食漢がすぎるのか」と考えてしまうほどです。時に私は、この年齢と経験を武器に、患者ケアの重要な局面を乗り切ったりするのです。

私は五年間、多忙な神経科ユニットで看護師として働いたあと卒業した看護学校に戻りました。私は三十年以上も前にすべての課程を修了してから、臨床看護スペシャリスト（ＣＮＳ）の職に就いていました。過去七年間は、急性神経科学ユニットで、ＣＮＳとして勤務していました。時には教師として、あるいは交通整理の警官、野球コーチ、哲学者、精神療法士として、一人の悩み多き人には重すぎる役をこなしてきました。身を清めるような深呼吸は、私にとって不可欠な行為でした。

最も困難だった患者の一人に、私の頭を離れない人がいます。それは私が看護をしていた四十八歳の女性（仮にスミス夫人としましょう）です。彼女には、脳幹と腎臓にできた腫瘍が原因で、致命的な末期の神経疾患がありました。彼女は家族からとても愛されており、彼女の夫と娘たちは彼女が回復すると信じ、できるだけ長生きして欲しいと望んでいました。

彼女はここ二年間に複数回、私たちのユニットに入院しており、神経学的と機能的な衰退《すいたい》が進んでいました。さらに多くの腫瘍を脳幹から取り除くための複雑で繊細な手術を終えると、スミス夫人は昏睡《こんすい》状態となり、呼吸を人工呼吸器に頼るようになりました。彼女は重篤《じゅうとく》で、ひどい症状でした。体重は十キロ以上も減り、顔色は灰色になって衰弱《すいじゃく》していきました。それでも彼女の家族は回復を願い続け、

「心肺機能蘇生（ＣＰＲ）を含む、すべての措置をして欲しい」

と言いました。

看護スタッフは、この患者の件をよく話し合っていました。一番の関心事は、

「彼女には心停止の既往歴があり、これほど弱り切った身体がＣＰＲに耐えられるか」

ということです。彼らは、

「心臓を圧迫すると、体を傷つけることになり、スミス夫人の重い症状に良い影響はないだろう」

と信じていました。スミス夫人の状態が極めて不安定だったことから、次第に看護スタッフは、彼女の看護に割り当てられるのを避《さ》けるようになっていきました。彼女を今以上に苦しめるようなことを、誰もしたくはなかったからです。私たちは「苦しみの意味」について話し合い、

「スミス夫人の疾患に、どんな〝苦しみ〟が存在するのか」

を語り合いました。

スミス夫人の担当だった当直の神経外科医は、私が尊敬する医師の一人です。患者の気持ちになってケアのできる素晴らしい医師だと感じていました。私は彼とよく患者のことで相談していたので、良い協力関係が築けていると思っていました。私がスミス夫人のことを相談できるかどうかを尋ねた時も、彼は相談に乗ってくれました。まず、彼女に関する私の気がかりを話しました。そして、彼女の家族にスミス夫人への緩和ケアを勧めるため、彼女を診察してくれるように求めた時、私は彼の答えに衝撃を覚えました。彼は、

「診察しない」

と言ったのです。

「彼女の首は私が担当して診《み》ているんだ。首が安定している限り、私の仕事はそこで終わりということだ」と彼は言いました。

彼は椅子に座ったままの私を残して、去ってしまいました。彼の返答はまったく予想外で、私は怒りと共に失望しました。冷静になるまでに数時間かかりました。

「きっとあの医師は、手術室で徹夜でもして、疲れきっていたのだろう」

と私は考えることにしました。そして、いつも私が看護師たちに言っている言葉を思い出しました。

「あなたには、医師に伝えるべき貴重で重要な情報がたくさんある。私たちは自分が現場で育ってきたように、実践の中で医療スタッフをいろんな手で育て上げている」

私は一日中、スミス夫人の状態のことを考え、

「あの若い医師に、もう一歩近付かなくてはならない」

と決意しました。私はユニットから出て行こうとしている彼を呼び止めました。私の方がずいぶん背が低いのですが、腕を思い切り伸ばし彼の肩に回しました。

「ちょっと私の白髪を見てよ、この仕事を長くやってるって証拠よ。患者の死に際にも、たくさん会ってきたの。私はそろそろ定年だっていうのに、あなたのキャリアははじまったばかりじゃない。私にはあと数年しか残っていないけど、あなたとうまく仕事をしたいと思ってるの。死に際《ぎわ》の患者をサポートする

のが神経外科医としてのあなたにとってどんなに大事なことか、私でも少しは教えてあげられると思うわ」

彼は私の顔を見ると、少し紅潮《こうちょう》し歩き去りました。

「少しやりすぎたかな」

と、私は反省しました。

翌日、ユニットにいるとあの医師が私に近づいてきました。

「緩和ケアの受診のことを担当医と相談し、今日のうちに準備する」

と言ってくれたのです。

その後の数日間、スミス夫人の夫と私は何度か辛い会話をしました。彼は緩和ケアチームと面接し、蘇《そ》生《せい》しないことを意味する「ＤＮＲ」の意志を妻に下《くだ》すことに消極的でした。

ある晩、スミス夫人が、不安定な血圧が続き不整脈を何度か起こし、その翌朝、私は彼女の夫と話しました。

「看護スタッフが、蘇生措置を施すことを避《さ》けたがっている」

と話し、

「蘇生措置で、何が彼女の身に起きるのか、ご存知ですか？」

と聞いてみました。彼は、

「知っている」

と答えました。私はできるだけわかりやすく、心臓圧迫がいかに強力なものか、虚弱な体に施《ほどこ》した際の肋骨骨折の可能性などを説明し、

「あなたの奥様が今後さらに苦しむことになるかもしれない、と心配しているのです」

と告げました。彼は私の話を静かに聞いていました。そして、娘たちを呼び寄せたのでした。

その日、彼の妻にＤＮＲを行いました。緩和ケアチームは肺からの分泌物を減少させる薬を処方するなどして彼女を安定させ、快適に最期《さいご》をすごせるように医療措置を施しました。

数日後、彼女は家族に見守られながら、静かで穏やかな死を遂《と》げました。

私たちの仕事では、看護が同僚や患者、患者の家族に与える影響をけっして忘れてはなりません。時にはリスクを犯して、望まない選択を採らなくてはならないこともあるのです。こんなにも長いあいだ看護に携《たずさ》わってきた今でも、まだ学ぶことは多く、何かを経験するたびに私は成長しています。そして、私が白髪を利用するのはこんな時でした。

マリオン・フィップス　看護師、理学修士、公認リハビリ看護師、全米看護アカデミー会員。四十年の看護職歴を持つ。現在神経科リハビリテーションの臨床看護スペシャリストとして勤務。

19　有効期限

マデリーン・スピアーズ

数年前、ダブリンにあるアイルランド看護師会の本部で、私は、看護師たちと話をしたことがあります。看護師たちは海外支部に属し、ほとんどがフィリピン出身でした。コーヒーを飲みながらメアリーという、海外での看護経験が豊富なフィリピン人看護師が、アイルランドに住んで仕事をすることについて私に話しかけてきました。これは、その時話してくれた彼女の物語です。

アイルランドに来て以来、私（メアリー）は、知的障害ユニットのボランティア団体で働いていました。英語での会話能力は十分にある今でも、その文化的底流はいまだよく理解できないことがあります。

数ヵ月前、私は重度の障害を持つ十四歳の男の子の看護をしていました。彼には抗生物質が必要な炎症が胸にあり、その薬には正式な処方箋と投与の指示が必要でした。

薬剤師からの処方薬が届いて私が内容を確認すると、その抗生物質は六ヵ月前に有効期限が切れているものでした。薬剤師に電話で事情を説明した上で私は、

「新しい抗生物質を送ってください」

と頼みました。その男の子はとても重い症状の患者で、有効期限内の効き目のある薬が必要なのです。薬剤師は折り返しの電話で、

「送られてきたあの抗生物質は〝まだ大丈夫〟だから、引き続き使うように」

と私に言ってきたのです。

「いいえ、有効期限には意味があるから記載してあるのです。これは、医療実践の基準に反しますよ」

と私は言いました。

しばらくして、ユニットのマネージャーがやってきました。私が状況を説明すると、

「黙って指示通りに抗生物質を投与して、問題を起こさないでくれないか？」

と言ったのです。

「医師は、有効期限内の効き目のある薬を処方しているのです。私は患者を失いたくないし、プロとしてケアの規準に背《そむ》きたくありません」

と私はきっぱりと答えました。

またしばらくすると、研修内科医（インターン）のドクターであるポール医師が電話をしてきました。彼は実に多忙な若者で、院内の重要人物でもありました。私は彼の声色から、薬剤師とマネージャーが彼に話をしたものと分かりました。

「何か問題でも？」

彼は何も知らないかのように尋ねました。私は事情をもう一度説明し、彼の答えを待ちました。

「私の時間を無駄にしないでくれ。患者にその抗生物質を投与しなさい」

ポール医師は、そう言いました。

「そうしたいのですが、有効期限が切れているんです」

静かになったかと思うと、彼は途端に叫びはじめました。

「僕は医師で、その僕が〝今すぐその有効期限切れの抗生物質を投与しろ〟と言っているんだ。聞いているのか？」

私は、

「それはできません。有効期限切れの薬を投与するなんて」

と言いました。それを聞いた途端、彼の声はガラリと変わりました。

「僕は誰だ？」

と私に尋ねてきました。

「僕を誰だと思っているのか、と聞いているんだ！」

彼は、電話口に向かってこう怒鳴るのでした。私は、だんだん彼のことが心配になってきました。

「もちろん存じ上げていますが、あなたこそ自分が医師だってことも知らないで、そんな指示を出そうなんて、それこそ大問題ですわね」

長い沈黙が続きました。

電話が切れて少し時間が経ってから、新しくて正しい有効期限が記載された抗生物質が届きました。おかげで男の子はすっかり良くなりました。この出来事は口外されたことはありませんでしたが、どうやらポール医師は自分が何者なのかを思い出してくれたみたいです。

私は家族を養うために、故郷から遠く離れたところで仕事をしています。数ヵ所の医療機関では、貧困値が許容範囲内であることから、私の看護師資格が抹消されることはありません。

時に、こんな話を告白するのに悩むこともありますが、必要であればリスクを犯さなければならないこともあるのです。組合が私を守ってくれるから、私は患者を守ってあげられるのです。

マデリーン・スピアーズ　看護師、文学学士、文学修士。アイルランド看護協会理事（二〇〇四―二〇〇八）、WHO所属看護師助産師協会のためのヨーロッパフォーラム理事（二〇〇七―二〇〇九）。

20　ホスピスの意義

ジャン・シェソン

彼女は小柄ながら率直だった。

「私に看護師が必要だって、本当にそう思ってる？　私、今までの人生いつもラッキーだったのよ。私の他にも、あなたの助けが必要なシングルマザーがたくさんいるでしょう？　私の代わりに、ロックスベリーに住んでいて、赤ちゃんを生んだばかりで、身寄りがない貧しい人はいないの？」

アリスは私にこう言うのだ。

同じ地域で育ったアリスを、私はよく知っていた。都心部の子供達の教育への取り組みや、低所得者住宅や、女性有権者連盟への、たゆみない支援者である彼女は、何十年ものあいだ自らの時間と金銭と声を他人を助けることに費やしてきた。彼女が健康上の問題を何度か経験した今、ついに私は、在宅看護師として顔を付き合わせ話ができるのだ。

「在宅介護は、ゼロサム・ゲーム（各チームの得失点の総和がゼロになるゲーム）ではないし、あなただろうと、ロックスベリーの貧しい女性だろうと、必要な人が受けられるケアなのだ」

と私が保証すると、ついに彼女は私の支援を受け入れてくれた。

数週間にわたり、私はまずアリスの健康問題と、その治療について彼女が学ぶのを手伝い、次に心臓発作のリスクを減らすために、抗凝固薬を処方して彼女を安心させた。

彼女のかかりつけ医は女医で、アリスのことをもう何年も診ている。アリスはこの女医のことをよく自慢し足繁く通ってくれる彼女の虜《とりこ》になっているようだった。彼女は、女性が医療の分野で活躍できることが嬉しいのだ。女医の方もアリスのことを気に入っているようで、アリスが健康や治療のことで心配や闇きたいことがあると、すぐにアリスに電話を返してくる。アリスの症状がメディケア（六十五歳以上の老人を対象とした医療保障制度）で在宅介護を受ける基準を満たさなくなると、その女医は、

「心臓の定期検診のために往診すれば、メディケアでの治療を続けられる」

と、自ら申し出るのだった。

何年か、定期的にアリスに会いに行っているうちに、彼女の健康状態は次第に悪化して行った。血圧に注意しながら治療を続けていたのに、何度も軽度の心臓発作が起きた。彼女は一日中眠るようになって、食が細くなり、外出ももはや困難となった。彼女の家族は、大事をとって住み込みのヘルパーを雇った。しかし、彼女のかかりつけ医だけは彼女がどれだけ弱ってきているのか気づいていない様子で、

「最近、予約をよくすっぽかされる」

と、不平を言っていた。それはあたかも、

「医師に都合の悪いことが問題であり、患者の健康など、どうでも良い」

といった具合だ。私が女医に、

「アリスが、午後四時の外出に合わせて起きることが、どんなに難しい事か」

と説得しようとすると、彼女は訝《いぶか》しげに、

「私が最後に会った時、アリスは元気そうだったわ！」

と言うのだ。私は、

「アリスが外出できるのは、本当に調子の良い時だけなんだ」

と釘を刺した。

アリスが徐々に弱々しくなってくると、家族は援助を続けることを改めて考えはじめた。彼女は、最低限のコミュニケーションも取りにくくなり、車椅子での移動を余儀なくされ、食事を飲み込むことさえ困難となった。かつてあんなに快活な女性だったのだが、今やそんな気配はない。

私は、彼女の子供達にホスピスでの介護を勧めた。母親の精神的サポートの確保と、時に家事もできなくなるほどの混乱や動揺が減らせること、そして「その時」がきた時、自宅で安らかな死を迎える見通しが立てられることが、彼らも納得したようだった。そこで、次回の往診で、女医に受診する際に相談してみることにした。私は、女医がこの申し出に関して責任を持って応えてくれるだろうと期待していた。

往診予約のあった晩にアリスの娘から電話がかかってきた時、私は驚いてしまった。彼女の娘は怒り、驚いた様子でこう言った。

「あの女医は、ホスピスに入ることに賛成してくれなかったの！〝そんなこと、必要ない〟んですって」

翌日、私は女医に電話をかけると、彼女は少し怒っているようだった。また、アリスの家族が母親の予約の時間を守らないことを話しはじめ、次に、

「アリスはがん患者ではないから、ホスピスに入るには〝適当な人物〟ではない」

との決断を下したのだ。私は我慢強く、

「ホスピスの介護を受ける人々には多くの理由がある。アリスにはその資格がある」

と断言した。女医は動じなかった。

「あらそう？　私なら、がんでもない限り、ホスピスなんて誰にも勧めないわね」

私は、アリスの娘に電話し、女医からホスピス介護の許可を得られなかったことを知らせた。アリスの子供達は全員それから数日のあいだ、ホスピス介護を受けさせたいことや母親の状態について、また予後について私と話をした。私に言えるのは、

「患者の現状をきちんと見極められる、新しい医師を見つけるべきだ」

ということだけだった。しかし、彼らの母親がこの女医とその病院を気に入っているだけに、それは難しいことだった。

ついに、アリスの娘から電話がきて、

「医師を代えるのを、やっとの思いで決めた」

と知った。母親が築いた医師との長期にわたる関係に、母親だけでなく皆が混乱させられたことを後悔してはいたが、彼らは私の決断を信用していた。彼らの母親には、ホスピスに入り適切な介護を受ける必要があり、その資格もあると分かっているのだ。

アリスは新しい医師の診察を受けはじめた。その医師はホスピス介護の必要性をすぐに認め、ホスピスの看護師と私とはいつも密接に連絡を取り合った。アリス自身と、彼女の家族が私を認めてくれているの

で、私もホスピスと共に彼女の介護を見届けることができた。数ヵ月後、アリスは自宅で安らかな死を迎えたのだった。

ジャン・シェソン　看護師、理学修士。二十年間ボストン内の病院で臨床看護師、臨床専門看護師として勤務。現在在宅介護、ホスピス、在宅と病院両方での緩和ケアで患者と接している。

21　本物の苦痛

パオラ・スキャンパール

神経外科の看護師である私には、仕事が山ほどあります。医師が十分に仕事をしない分まで、患者の手助けをするのです。その一つに、

「患者の痛みを、効果的に軽減する」

という仕事があります。その例をあげてみましょう。

私は先日、ある患者を担当していました。担当外科医は、

「この患者には、それほど看護ケアの必要性はない」

と主張していました。患者は椎間板ヘルニアの手術を受け、まだ一日しか経っていませんでした。面白いのは、彼自身、熟練の胃腸科専門医であり、脊椎外科医の評判を聞いて私たちの病院のユニットにやって

きたのでした。

彼の看護をはじめて間もなく、医師でもあるこの患者は、

「この種の手術で、回復期に行う通常の過程を教えてくれ」

と、私に言ってきました。私は、

「普通は、術後二日で退院させ、その時、鎮痛剤を処方します」

と答えました。彼は、鎮痛剤のことをとても気にしているようでした。というのも、手術前に耐えられないほどの痛みがあり、彼は毎日薬を飲んでいたからでした。手術の後も、同じ薬を飲み続けていたのですが、それでも痛みは治まらない、と言います。さらに、

「この痛みは、手術の傷口からではなさそうだ」

と言うのです。

彼が信頼を寄せる外科医が、簡単に診察をはじめると、この患者は、

「いまだに痛みがある」

と訴えました。この外科医は有能で自信家でしたが、痛みの緩和は得意分野ではありませんでした。しかし、この外科医の場合、

「痛みというものが、極めて個人的な感覚であり、患者ごとにその感覚が異なる」

ということを、単に理解していないだけだったのでした。

それでは、この患者に対する医師の返答とは？

外科医は、

「この患者が、ありもしない痛みをどうやら〝想像〟しているだけ」

と言い出しました。彼は、

「術後の診察を行い、すべての経過は良好で、痛みなどあるはずがない」

と言うのです。それゆえ、いくら私が患者の痛みのことを相談しても、

「他に何か、痛みが由来する可能性があるのかもしれない」

とは考えられないのです。

手術後二日経ち退院の日が来ても、この患者は痛みがひどくて病院を離れられなかったのは当然でした。その日、同じ外科医と医学生が回診をしていると、この患者はまた痛みを訴えました。そしてまた、彼らは、

「その痛みは、患者が言うほど重いものではない」

と断言しました。

この時まで、私はもう数日もこの患者と共にいました。彼の歩き方を見るだけで、彼がどんなに不快なのかが分かるのでした。

「彼の痛みを軽減しなければならない」

と思いつつ、普通の鎮痛剤では効果がないことに私は気付いたのでした。

まず、私は患者と話してみました。医師である彼の心を傷つけないよう、声の調子に気をつけながら私はこう言いました。

「ドクター、あなたの担当外科医は、知識が豊富でとても有能な方です。ほとんどの患者が苦痛を訴えることがありません。でも、私の経験上言わせていただけるなら、あなたが訴えているような炎症性の痛みは、最初の一日か二日で治まるものではないのです。これから数日間、毎朝一錠だけコーチゾンを処方してもらってはどうでしょうか？　あなたよりもひどい痛みに苦しんでいた患者さんも、これで良くなっていますよ」

この患者は、医師の目つきをして考えていました。そして、私の提案に感謝し、

「この処方の件で、外科医と話したい」

と言ってきました。外科医が手術室から出てくるのを待って、私が彼に話してみると彼は、この患者に敗北したかのように諦めた様子ですぐに指示を出してくれました。処方されたコーチゾンを患者に与えると、みるみる彼は回復しリラックスしてきた上に穏やかな表情になってきました。廊下で彼は私に近づきこう言いました。

「君の我慢強さ、そしていつもそばにいてくれたことに感謝するよ。ここ数日、君はいつも有能でプロ精神を忘れなかったね。君がいなかったら、今頃私にはまだ痛みがあって私の生活を耐えられないものに

し、この手術をすることになったあの痛みに苦しんでいたことだろう。この痛みを消し去ってくれたことも含めて、病院に来てから私が必要としているものすべてにおいて面倒を見てくれて、本当にありがとう」

看護師にとっては、これは日常茶飯事です。でも今回は、自分を売り込むのにちょうど良い機会だったかしら？

パオラ・スキャンパール　看護師。イタリア・ベローナ・ボルゴ・トレント研究所の地域病院一般外科病棟に勤務。現在神経外科ユニットに勤務している。ヴァレーゼ警察病院とインスブリア大学の看護指導員であった。

第四章　仕事の範囲

「看護師は神聖である。患者のためとあらば、すぐさま自分を犠牲《ぎせい》にできる」

これは古くから、なかば宗教のように人々に深く信仰されてきた、「看護師像」に対する概念である。もちろん、患者を看ている時や災害時に、自分のことは後回しにするのは当然だ。患者が心停止しているというのに、昼休みをとる看護師なんて世界中どこを探してもいないだろう。看護師という名の「聖人」あるいは「天使」にとって、看護師の自己犠牲への人々の期待度は計り知れない。本当のところは「プロ精神」に則《のっと》ったこの自己犠牲というのは、看護師たちの心を擦《す》り減らしてしまうことがあるのだ。

看護学校や看護管理者たちは、学生や部下の看護師に、

「君たちは給料目当てではなく、博愛のためにこの仕事に就いているのだから昇給を求めるべきではない」

と言うのを、私は聞いたことがある。そして看護師もそれに対して、

「お金のことなんて気にしていません」

と答えるのを、もう何度見たことか。あたかも彼らには家賃や住宅ローンもなければ、食卓に食事さえなくても良いかのように、サラリとこう言ってのけるのだ。

かつて私が病院にいた時、誰かから、

「体重三百六十二キロの患者を持ち上げるのを手伝って欲しい」

と、看護師に電話が来たことがあった。病院はこんな時には、

「看護師は、当然手伝ってくれるもの」

と決めつけていて、リフトなどの器具を購入していなかった。病院に器具がないことに不平を言ったり、口げんかをはじめる者さえ出てくるほどだった。患者を持ち上げている最中、何人が怪我《けが》をしそうになっただろうか。危険にさらされて激怒した患者は、暴言を吐きながら暴れだし、看護師たちは、あごや腹にパンチをくらった。これが、

「避けようがない、看護師の仕事の一部だ」

というのだろうか。看護師が言うには、

「ランチタイムや休憩がなくなってしまうのはお定まりのこと」

だそうだ。仕事中、一度もトイレに行けないことさえある。また、どうしようもないほど意識の低い職場の同僚と、在宅看護で出会う重い症状の患者とのあいだを、行ったり来たりしながら仕事を

することを余儀なくされる。ついに看護師たちが、

「われわれも君たちと同じ人間なんだ」

などと言っても、

「ワガママ」

だとか、

「理不尽な要求」

といって叩かれてしまう。明らかに看護師たちはそんな状況の中で、食事なしで働けるか、あるいは職場で自己主張を押し通せるか、など我慢比べを自慢しあっているのだ。

問題なのは、このような人々からの期待や要求に、

「イエス」

と、看護師たちが言ってしまうために、自ずとやる気を失い、疲れ果て、燃え尽きてしまうということだ。さらに重要なのは、港湾労働者以上に多くの看護師が、腰や首、肩を痛めており（そもそも港湾労働者は、今やボタン一つで操作できるクレーンで荷揚げをしているわけだが）、毎年六～十一％の看護師が、こういった傷害が原因で退職している、ということだ。

看護師は、肉体のない天使ではない。そのため他の職業と比べても、ストレスが原因の疾病や、うつ病に苦しむ人数も多いのが看護師である。こうなると、自己犠牲の代償として看護師自身が患

者になるのである。

利他主義に搾取《さくしゅ》され、定義された「看護師の社会性」を、看護師たちは「自己犠牲」であると学んできた。そしてそれが看護師が「ノー」と言い、現場で建設的選択を採るのを困難にさせている。それゆえ、看護師が自ら語ってくれた時、彼らの話は貴重で、重要で、有益なのだ。

この章で語る看護師たちは、患者を守るために、何度も遠回りを繰り返す。しかし同時に、「看護師が払っている犠牲には、限りがない」ことも主張している。彼らは、

「絶え間ない自己犠牲が、患者を救うことはなく、実際は患者を傷つけることもある」

ことを知っている。疲れ果て、燃え尽き、傷を負った看護師たちは患者に対して良い擁護などできない。それが、彼ら看護師が、さらに世間の人々でさえ、

「危険な労働条件は、誰の仕事の内容にとっても、基本的にあってはならない」

と考える理由である。

22　病欠も、やむをえない

バーバラ・エガー

ある土曜日、私は三時から十一時のシフトで、長期介護部の仕事をしていました。仕事をはじめてすぐにメリー・ウォーカーという、転倒防止のための歩行器を使わなくてはならない患者が三人いることに気づきました。しかし、このユニットには二台しかありません。私はナースセンターにいる上司に電話してこのことを説明し、

「誰かが転んだり怪我をする前に、もう一台用意して下さい」

と依頼しました。上司の彼女は、

「他の器具は、病院のビルの裏手にある鍵のかかった倉庫に置いてある」

と言います。そして、

「鍵を持っている唯一のスタッフが、週末勤務でないため、来週の月曜日までには〝間に合わせる〟」

と言うのです。

日曜日の朝、私は自宅から上司のオフィスに電話し、

「私が依頼している、必要な器具が準備できていますか?」

と確認してみました。答えが、

「ノー」

と分かると、私はすかさず、

「私は今日ひどい腹痛で、今晩のシフトには出勤できそうにないので病欠させていただきます」

と、上司に言いました。

月曜日、私は、看護部長と病院経営部長に面接を受けるようにと呼び出されました。彼らは、

「自分の要求が受け入れられなかったからと言って仕事を拒否する看護師のことを、看護庁がどう思うと君は考えるのか?」

と、私に尋ねてきました。返事をする代わりに、私はこう質問しました。

「週末に休んでいるスタッフに配慮し、患者の安全ために注文した器具を提供しない、そんな部署について厚生省はなんて言うでしょうね?」

その日のうちに、もう一つのメリー・ウォーカーがユニットに届き、私はその後、一度も呼び出されることはありませんでした。

バーバラ・エガー　看護師、文学博士。二十五年以上の看護経験を持つ。看護師一家の出身であり、祖母、叔母、五人のいとこ、また小児科病棟に勤務する自身の長女も看護師である。

23 サムライの刀

アン・ダフィー

私は、イギリスの一万人の在宅看護師を代表する、労働組合のリーダーです。私の仕事は、「看護師の安全を確保すること」です。在宅看護師には、都心で働いている者から、危険な地域や人里離れたところに勤務する者までいます。患者の家を訪ねてドアをノックする時、その向こうにどんな人物がいるのか、彼らは知るはずもありません。患者からひどい暴言や、身体的暴力を受けた看護師もいます。それゆえ私たちは、職場での暴力問題について情報を得るため、定期的に組合員を調査します。「職場」とはもちろん患者の家です。これらの情報をもって、私たちはイギリス政府の代表（厚生省）と会談し、看護師の職場の安全のために予算を求めるのです。

しかしながら、看護師のために戦うのは、

「職場での暴力に耐えるべし」

という概念を受け入れざるを得ない看護師たちに対する、チャレンジであることが多いのです。なぜなら、彼らはそれを、

「仕事の範囲内のこと」

と考えているからです。

数ヵ月前、私は、イギリス北部の失業率が極めて高い街、リバプールに行き、

「在宅看護中の看護師に対する暴力事件があるかどうか」

を調査しました。私はイギリス全土の街を訪れ、看護師たちと出会い、

「全英ヘルスサービスの労働者に対する暴力が、増加している」

という問題を耳にしてきましたが、このところ、こうした虐待行為は毎日のように起きているのに、多くの看護師たちはそれを経営部にあまり報告していないことが分かりました。看護師の安全を確保するための予算を厚生省に要求するためには最新の情報が必要です。私は近々ゴードン・ブラウン首相と面会する予定があり、この問題を持ち出そうとしていました。

リバプールで数人の看護師と話している時、私は、

「職場で、暴言や虐待の被害にあった事がありますか」

と、彼らに尋ねてみました。彼らは口を揃えて、

「いえいえ暴言だなんて、そんなこと一度もありません」

と言います。

組合から、二人の専門職員が同席していたのですが、これが大きな間違いでした。

ここで暴力行為が行われていることは分かっているのです。

私は、さらに患者による身体的暴力が原因で休職している、という数人の看護師と電話で話をしました。その一人は、私にもっと掘り下げた質問をしてきました。

「じゃあ、家に出入りする時に、患者や家族に拒否されたことがある人はいますか？」

他の看護師たちは、

「もちろんそんな事しょっちゅうだよ」

と答えました。

「じゃあ押し倒されたことは？」

彼は続けます。

「そうね、それも日常茶飯事よ」

と、看護師たちは言います。

そして一人、話に割って入った。

「そういえば最近、サムライみたいな刀を持ってきて、私の喉《のど》に突き付けた男がいたわ」

私は驚いて、彼女に、

「それ、誰かに報告したましたか？」

と聞いてみました。すると彼女は、

「報告するほどではないでしょ?」

と言うのです。私は、完全に狼狽《ろうばい》してしまいました。私はゆっくりと深呼吸してこう尋ねました。

「ちょっと聞いてもいいかしら? 次の日に、別の看護師がその男のところに行くとしたら、あなたの同僚にも、〝その男が極めて危険人物だ〟と知らせてあげた方がいいんじゃないかと思うのだけど?」

「あら、そんな風には考えなかったわ。ただ私は無事にその家から外に出られたことが嬉しかったの。だって、その刀が私の喉にあまりに近かったんですもの」

このミーティングのあいだ、そしてその後のミーティングでも、

「どんな些細《ささい》なことでも、不快に感じたら必ず報告するように」

と私は彼らにメッセージを強く送り続けました。彼らがそうしてくれれば、組合の運営部はすべての出来事を記録し、政府に報告できるのです。

「〝刀事件〟のことは、このままで終わらせられない」

と、私は心に誓いました。私はこの事件を議会に持ち込み、ジャーナリストはそれを記事にしました。そしてブラウン首相もそれを知ることになったのです。

二〇〇八年、私は、イギリス政府保健省の安全実行グループに、私たちの労働組合代表者として任命されました。このグループには、経験豊富なヘルスサービス経営者や、労働組合のリーダー、また現政府からは、勤務中のスタッフの安全と保護を調査するために任命された有能な公務員などがいました。

私たちの努力の甲斐もあって、労働党政府はヘルスケア従事者の安全への投資として、六千七百万ポンドを全英ヘルスサービスに約束しました。

アン・ダフィー　北アイルランド、ダブリン、イングランドにて看護師、看護マネージャーとして勤務。スウェーデン、イタリア、エチオピアにて専門アドバイザー、調査員として勤務。現在出身地イギリスにて地域社会・地域看護師協会のＣＥＯであり、世界的チャリティー団体「チルドレン・イン・クロスファイア」と共に、エチオピア人看護師教育プロジェクトの看護アドバイザーをしている。

24　赤シャツがやって来た

メアリー・クラブツリー・トングス

看護チーフ幹部である私は、時折こっそりと看護師の擁護をすることがあります。

一九八〇年代後半から一九九〇年代前半に流行《はや》った仕事の、再設計の主導権を受けた大きな組織で働いている時でしたが、そこでは看護アシスタント（ＮＡ）が採血や心電図（ＥＫＧ）の取り方を学んだり、他にも看護師免許を持っていなくても行えるスキルを積んでいました。看護師はマルチな才能を発揮し、臨床医療技師（ＣＳＴ）のように働くことができました。この変化によってユニットでの採血やＥＫＧがより迅速に行えるようになり、免許を持った臨床スタッフが、看護師からの詳しい指示を待つなどの潜在的な待機時間が減少しました。

このプロジェクトは成功を収め、評判が広まった結果、

「NAの仕事に、CSTの仕事を与えよう」

というアイデアが生まれました。患者が役割の異なる看護スタッフを簡単に見分けられ、専門家がいることが分かりやすくなるように、看護スタッフのリーダーたちは、全ユニットのCSTに「赤いシャツと白いズボン」をユニフォームとして着せることを決めました。

私たち看護部のリーダー陣は、この変化に満足していました。看護師は、業務を補助してくれるスタッフがいることを喜び、CSTはキャリアを重ねるとともに、新しいスキルを実践できることを喜んでいるようでした。看護指導の役割はより創造的になり、全スタッフにとって一貫性のあるドレスコード（衣類の着用規則）を示すことができた、と私は考えていました。

しかし残念なことに、経営部の同輩からは、良い意見を聞くことはありませんでした。経理部や運営部の上席が、

「あの赤シャツの奴らが、病院中を闊歩《かっぽ》しはじめ、駐車場まで埋まり出した」

などと冗談混じりに言うのです。「看護スタッフの人員が多すぎる」というのは当てこすりで、そんな噂の根拠などありませんでした。

どうすれば良いというのでしょう？

消極的な同輩の圧力に屈して、ＣＳＴを減らすのでしょうか？

それともこの変化をやめさせたいと願う声を無視するのでしょうか？

実際に人材が余っていたわけではなかったので、スタッフの休職や削減は絶対したくありませんでした。それにも関わらず、私は耳にタコができるほど聞いてきた笑えない〝赤シャツジョーク〟のことを、深く考えて心配するようになりました。この手の苦情というのはたいてい、〝人が何を考えているのか、早めに知らせてくれる標識〟のようなもので、その後の問題が曲がり角を、急に曲がって来るのを教えてくれるのです。この問題を簡単に解決しようと私は、各ユニットのＣＳＴに違う色のシャツを選ぶように頼んでみました。心臓科は青、外科は緑、といった具合にすれば誰も赤シャツが大挙してくるのを見ることもなくなるでしょう。

面白いことにユニフォームを変えると、ＣＳＴたちはそれぞれの専門分野でよりプライドを持って協力して働くようになりました。経営部だけでなく、ＣＳＴの彼らにも利益があったようでした。シャツの色以外は何も変えなかったのに、人事問題は安定し、苦情もなくなり、ＣＳＴも看護師もリーダーもみんなハッピーでした。

あるＣＥＯが昔、配膳部で責任者をしていた時、一見解決できそうにない困難な問題に直面した時の話を私は思い出しました。その病院には、新しいベルトコンベヤーも、保温カートもあり、他にもいろんな機材を投入しても、患者は彼の作るローストビーフが気に入らなかったのでした。彼がそのローストビーフを「ポット・ロースト」（鍋焼き）と名前を変えるまでは。

メアリー・クラブツリー・トングス　看護師、学術博士。ノースカロライナ大学病院の上席副理事長兼看護役員長。同大学チャペル・ヒル校看護学校のヘルスケア副学部長。

25　聖人でもシスターでもない

ベリンダ・モリーソン

私の看護師歴は約四十年、オーストラリアの看護を長いあいだ見てきました。オーストラリアの看護は教会や軍隊が背景にあり、看護師がベールをかぶり「シスター」と呼ばれていた時代の伝統から発展しています。看護師たちに、「当番」と「非番」があり、義務感を叩き込まれ、常に礼儀作法を求められました。「絶対服従」はいうまでもなく、賃金は低く、更に労働環境も過酷でした。

一九七〇年代後半、メルボルンでフルタイムの仕事をしていた私は三人の子供を育てながら、大学で文学の学位を修めていました。普通の看護師と同様、私も規律を理解し、労働倫理を守り、低賃金も受け入れていました。しかし年齢を重ね、子育ての費用が増していくにつれ、「自分の二倍もの収入があり、仕事量もずっと少ない看護師」

と知り合うようになりました。加えて、彼らは、

「決まった時間に勤務することもない」

といいます。私は、

「病院に、低賃金に加えて、善意まで悪用されている」

と気づいたのでした。

「看護とは〝無償の職業〟である」

とはよく言われることです。そのため看護師が適切な給与を支払われず、他の医療従事者に比べて専門知識に対する尊敬も得られないのを、政府は言い訳できるのです。私もこれで、

「イライラが頂点に達した看護師」

の仲間入りをしたのでした。

よく耳にしますが、

「私はただの看護師です」

という人がいます。それを聞いたとき、私は、屋上からみんなに向かって叫んで、こう言ってあげるのが正解だと思うのです。

「私は看護師だ！　知識が豊富で、勤勉で、教養もあって、社会で一番弱者を助けているんだ！」

と。

一九八二年、私はオーストラリア看護連盟（ＡＮＦ）ビクトリア支部の事業所組合代表となりました。当時勤務していた二千人超のスタッフがいる首都病院に勤務する二人の組合代表のうちの一人でした。

一九八四年、看護師長になった時、それまでの時間と努力のおかげで、私たちは組合の代表を十二人まで増やせました。私たちは協力しあって、病院内での組合の地位を向上させました。経営側とは何度かぶつかったこともありましたが、いつも交渉の場では私たちの希望通りに解決できました。

一九八六年、私は新キャリア構築を進め、その実現に向けて経営側と話すために組合に派遣されました。病院の経営者たちの、キャリア構築実現に対する意欲は素晴らしいものでしたが、政府は支援提供を断りました。当時の政府は労働党でしたが、私が思うに労働党だろうと保守派だろうと、看護に対し十分な援助をしてくれる政府ではなかったでしょう。適切な支援を得るためのたった一つの方法は、ストライキを起こして、

「看護師をサポートしているのは、政治家ではなくて、いつも地域社会だ」

という事実を突きつけて、政府に支援を強要することなのです。だから私たちは自我流の「礼儀作法」に則り、五十日間のストライキを敢行《かんこう》して、適切なキャリア構築と給与を勝ち取ろうとしました。長期間にわたったこのストライキは成功を収めましたが、多くの看護師が、心理的にも経済的にも打撃を受けました。その後の数年間、私たちが働く病院でおよそ七十％の病床に高品質の医療を無料で提供しているビクトリア州の公共ヘルスシステムについて、私たちが政府と契約交渉する時は新しい戦術を展開しました。

ストライキの代わりに、看護師たちは全州の病床と手術室（ＯＲ）を閉鎖したのです。

「ユニットに二十の病床があれば、十六人の患者は看護しますが、残り四人の患者にはまったく関与しない」

といった具合です。しかし産科、小児科、腫瘍科、集中治療、心臓科救命医療と、すべての緊急入院は例外としました。予定入院は受け付けませんでした。こうして私たちは、ストライキを成功させたのでした。

このストライキが初めて行われた時、私たちは医師の協力をまったく得られませんでした。彼らは、どうにかして予定入院の患者を閉鎖した病床に入れようとしました。ストライキをもっと効果的にするために、看護師は病床のマットレスを隠してしまいました。しばらくすると、医師たちの態度が変わり、

「何か自分たちに手伝えることがないか？」

と、私たちに聞いてくるほどになりました。ここまでくれば、看護師がすることは、病床に「閉鎖中」と知らせる貼り紙をすればよいだけです。こういったストライキなどが行われているあいだに、各病院は医師と看護運営部、組合の代表を集めて委員会を作ります。彼らは会議を開いて、どの患者を入院させるかを決定するのです。

一九九九年、私がオーストラリア看護連盟ビクトリア支部の事務官をしていた時、私たちの組合史上、いやオーストラリア史上、あるいは世界史上、最も重要な「患者ケアと看護の将来」を勝ち取るための病床閉鎖を敢行しました。

ジェフ・ケネット（ビクトリア州）首相が指揮する当時の州政府は、ここ十数年、わが国で最も保守的な政府です。その政府が公共ヘルスシステムへの支援を中止し、三千人の看護師を解雇したのです。看護師は過労となり、患者ケアはおざなりになっていきました。

同じ一九九九年には、看護師同様、ビクトリア州の住民もうんざりしてしまいました。彼らはケネット政府を退陣させ、スティーブ・ブラックスを首相とする労働党政府を選んだのでした。

同じく一九九九年、看護師たちはビクトリア州内の病院の就労条件に我慢できなくなっていました。彼らは長時間の勤務をしても、経済的に苦しく、看護中も一定の質を保った介護の時間やサポートが次第に得られなくなってきたのです。看護という仕事が、もはや自分たちが望んだキャリアではなくなったため看護師たちは疲れ果て、早々に退職していきました。

オーストラリア看護連盟は、

「この危険な状況が今すぐにでも公表されなければ、五年後にはビクトリア州ヘルスシステムの看護師は数人になり、破綻《はたん》してしまうだろう」

と危惧《きぐ》しました。私たちが交渉をはじめた時、

「カリフォルニア州で看護師対患者比率が法定化された」

と聞き、自分たちの交渉でもすべての公立病院におけるそれぞれの安全な人員比率を要求しようと決めました。政府にそれを提案しましたが、答えが「ノー」だったため、私たちは病床の閉鎖を余儀なくされま

した。州の公共ヘルスシステム全体の六分の一の病床と、六分の一の手術室を閉鎖して、私たちはストライキを開始しました。同時に、この問題を公表し、それによって私たちが信頼しているはずの、私たちをサポートしてくれるはずの、そして全患者が必要な医療を受けられることを保証しているはずの公立病院における医療が悪化していることを知らしめることができました。

交渉会議に戻ると、政府も看護師もまったく譲歩しようとしませんでした。看護師のストライキは、五分の一の病床と、手術室の閉鎖を断行し、その後四分の一へと増やしていきました。

「さらに多くの病床の閉鎖をする」

と、私たちが迫った時でした。政府はようやくオーストラリア産業関係委員会（ＡＩＲＣ）という産業紛争を調停する国家機関にこの紛争の解決を求めたのでした。

この時には、もう年を越して二〇〇〇年になっていました。新世紀に入ろうというのに、政府は私たちをいまだ、十九世紀の生き残りにしたいようでした。さらに、ＡＩＲＣと政府は、看護師に病床を明けわたす指示をするよう、私に命令しました。私は、もちろん拒否しました。すると連邦裁判所に連れて行かれ、

「指示に従うことを拒否した場合は収監《しゅうかん》する」

と脅《おど》されました。

「それなら監獄にでも送ってちょうだい」

と、私は答えました。

「看護師たちが納得できる、満足のいく返答を政府がするまで、私は〝病床を明けわたせ〟なんて絶対に言いません」

自分の口から出てくるこのセリフを聞きながら、政府代表団と同様に私も驚いてしまいました。

「一体、誰に向かって話しているんだろう?」

と私は考えてしまいました。確かに新しいことを体験するのは大好きです。しかし、囚人になりたいと思うほどではありません。政府が看護師組合のトップである私、それも代表を務める看護師たちだけではなく、看護師を高く評価する一般の人々からもサポートされている私を収監するほど頭の悪い集団でないことを祈るばかりでした(「私の代わりに監獄に行ってあげる」とEメールをくれた看護師もいたのでした)。労働者階級の青年労働組合からも応援の手紙をもらい、彼らのリーダーたちは、この紛争が続く限り私たちをサポートするのを望んでいました。

二〇〇〇年八月三十一日、この紛争の両者から話を聞いていた、AIRC委員長ウェイン・ブレアに、私たちの問題を提起すると、ブレア氏は看護師の要求をのみました。内科外科病棟での看護師一対患者四の人員比率(看護責任者を除く)と、患者の重症度に応じた各病棟それぞれの人員比率を獲得しました。政府は激昂《げっこう》しましたが、私たちが人員比率を勝ち得たのはブレア氏の決定によるものです。政府は耐える他ありませんでした。政府はこの決定の受け入れを強いられたため、その後、長いあいだ看護の仕事から離れていた人々を再就職させるプログラムに多額の費用を費やしました。州をまたいだ宣伝費等は巨額でした。私たちは派遣看護師を減らすために、さらに宣伝に費やす時間に猶予《ゆうよ》を与えました。派遣会社から仕事を得られる看護師はもはやいなかったため、その人たちを正規雇用の看護師に仲間入りさせました。

私たちの行動が力強く、また現場の声を基にした事実をもって議論したおかげで、ブレア氏は予想以上の対処をしてくれました。私たちは失ったものの多くを取り戻しました。ほんの短いあいだに三千人以上の労働力を増やすことができ、その多くは各州から再就職プログラムによって集まったものでした。

安全な人員比率に加えて、看護師教育者と、優秀な臨床看護師もさらに動員され、大学に復学し資格をとった場合の資格手当、夜勤手当、勉学やセミナーでの有給制度も追加されました。

私たち看護師は、自分のため患者のために立ち上がり、そして勝利したのでした。

ベリンダ・モリーソン　看護師。オーストラリア看護連盟ビクトリア州支部の元事務官。

第五章　一つの擁護が世の中を変える瞬間

看護学校においても職場においても、看護師は患者の擁護者であることを期待され、また彼ら自身もそうでなければと思っている。しかし実際には、その擁護によって何が起きるのだろうか。擁護（advocacy）の語源はラテン語の動詞 vocare であり、「呼ぶ（call）」ことを意味する。しかしこの場合の call とは、看護職や司祭職でよく言われるような天職（calling）を意味しない。ウェブスター辞典にはこう定義されている。

「擁護者とは法廷で弁論し、議論によって事由を守る者」

今日、患者を守るためには看護師の擁護はほとんどの場合、権力者の協力なしにはできなくなっている。看護師は患者の擁護者であることに大きな誇りを抱いている。そしてヘルスケアシステムで患者を守ろうと戦っているのは自分一人だけだと考えていることが多い。このため同じく「自分は患者の幸福と健康を願い仕事に従事している」と信じている他の職業の人々やヘルスケア従事者とのあいだに不和が生じることもある。

「自分は患者の擁護者だ」

と言う看護師に、医師が、

「それでは私は何だ、患者の敵だとでも言うのか？」

というように。また、ソーシャルワーカーが、

「看護師は〝患者の擁護〟という概念を無理矢理、押し付けられているようだ」

と苦言を呈するのさえ聞くことがある。

ある人が私にこう言った。

「看護学校で学生が最初に教わることは、〝患者のことを気にしているのは看護師しかいないから、院内にいるすべての人から患者を守らなければならない〟ということなのではないかと思ってしまう」

皮肉なもので「擁護は看護師だけに許された特権」という主張とは裏腹に、擁護の意義が誤解されていることは多い。再度言うが、擁護には一般的な立場や議論、目標、説明が必要なのだ。たとえその擁護が医師と看護師のあいだの内密な会話でなされたとしても、それは「一般的」行動である、つまり看護師個人の頭からすでに外部に出てしまったということなのだ。

しかしながら自分の考えを公表したり、自分の擁護がもたらすリスクに尻込みしつつ、患者の擁護者であり続ける看護師も中にはいる。「患者が回復し、健康になり、患者に対する思いがあればそ

れだけで十分」という者たちだ。しかし患者に対してこういった願いを持っているだけでは擁護者とは言えない。まるで何も具が入っていないスープのようなものだ。

　この章の物語で、それぞれの擁護が実際にどう行動に移されたのかを知ることができる。ここの看護師たちは自分の仕事やキャリアがリスクにさらされていることを経験した。そのリスクが高い一方で、自分だけではなくまだ義務教育を受けている子どもから田舎で一人暮らしをしているお年寄りの重症患者まで、全国民の健康と幸福の向上に成功し、世の中を変えたのだ。彼らは力強く社会に介入し、それにより長年、医師やヘルスケア経営者から無視されてきた問題に向き合うようになった。彼らの勇気と革命は行政や政治家の、看護師の役割に対する見方さえ変えていったのである。

26　リンパ浮腫の周知化

サスキア・R・J・シアデンス

一九八三年のことです。私はサンフランシスコでがん発症後の美容整形手術や再生手術後の回復期の患者のための術後ケア施設を経営していました。その日、私はカリフォルニア大学サンフランシスコ校の回復室からの患者を迎えに行きました。彼女は乳がん手術後に胸部の再生手術を終えたばかりでした。彼女の腕に大きな浮腫を認め、危険な状態だと察した私は、おそらくアレルギー反応ではないかと考えていました。彼女の執刀医にすぐ連絡をとってみると、その医師は私が電話をしたことが気に入らない様子で、私のことを「愚かだ」と遠回しに言うのでした。

「どうしてこうなったのか、どう対処すればいいのかぐらい教えてください」

と彼に尋ねました。彼はまともに答えるどころか、この状態の名称さえ知らず、ただ明らかに私との会話を終わらせたいようでした。電話を切る間際に彼は、

「この患者は九年間も同様の症状があり処置する術はなく、彼女に一生ついて回るものだ」

と言い残しました。

もちろんそんな言葉を受け入れられるはずはありません。あんな大きさの腕で生きていける人などいな

いのですから。スーパーの袋を持ち上げることも、孫を抱いてやることも、日常生活での動作のほとんどがあの状態では不可能でした。私は困惑し、同時に憤慨《ふんがい》していました。私は彼女をどうにか助けてあげたくて、すぐに解決策を探しはじめました。

はじめに同僚である数人の医師と連絡を取りました。その時、初めて「リンパ浮腫」という病名を聞き、彼女がその状態であることを知らされました。その特徴は局所的な体液貯留と組織の浮腫で、乳がん手術の際リンパ節を脇の下から取り除いた時に発症します。次の疑問は、

「治療法があるのか。この不幸な患者を助けることが私にできるのか？」

ということでした。同時に私はこの病気のこと、その根底にある原因、治療法、予防策、遺伝的影響をもっと知りたくなったのでした。

しばらくしてドイツのブラックフォレストにある診療所を発見しました。そこではリンパ浮腫の患者に対し「手動リンパ排出」と特殊な「テーピング技術」を施術しています。加えてそこには老若男女さらには新生児まで、この症状を訴える患者が世界中から来ていました。この時点で、何か行動しなければいけないと私は確信したのでした。

私は術後ケア施設を廃業し、主にリンパ浮腫患者のための診療所を開業しようと決めました。医師のオフィスで埋まっている大きな医療ビルにオフィスを構え、間もなくアメリカで最初のリンパ浮腫診療所を開業しました。

「サンフランシスコで手足に浮腫のある患者を助けている看護師がいる」という噂は瞬く間に広がり、電話は鳴り止むことがありませんでした。あっという間に診療所の外には行列ができ、答えと助けを求める患者でいっぱいになりました。

ちょうどその頃、同じビルにオフィスを持つ医師たちは、看護師がオフィスを構えたことを良しとしておらず、私が廊下を歩けば顔を背けるのでした。

「何か間違ったことでもしたかしら？」と考えてみました。不便な病状にもかかわらず正しい診断をされなかった患者を助けようとしているだけなのに、医師たちが私の行動に批判的な理由が私には分かりませんでした。しかし、その理由が明らかになるにはそう長い時間はかかりませんでした。

医師たちは看護師が診療所を開くことに危機感を覚え、「どうして私がこんなに多くの患者をオフィスに呼び込めるのか」と不思議だったのです。

すぐに医師たちは私をランチに誘いはじめ、リンパ浮腫について聞き出そうとしはじめました。

数ヵ月後、私は患者の数に圧倒され、この病気の重大さに気づくようになりました。私は決断を迫られたのです。

「診療所を開いた今のままで終わるか、リンパ浮腫のことを患者や医療従事者、また一般の人々に教育するための国立情報センターをはじめるか？」

一九八八年三月、非営利団体国立リンパ浮腫ネットワーク（NLN）を設立し、診療所と二足の草鞋《わらじ》を履くこととなりました。しかしこの新しい組織の舵取りをすることによって、私は二つの職務、つまり毎日の患者ケアと、NLNを通して地元や全国の医療団体、患者、一般の人々に手を差し伸べる仕事で二倍忙しくなりました。今までの人生の中でもっとも厳しい時期でした。

一九八九年一月、NLNの公式会報「Lymphlink」第一号を発行し、乳がんセンター、病院、診療所、支援グループなどに送りました。

会報の送付後、シカゴの理学療法士と医師から、

「NLNの設立に感激しており、貴女に協力したい」

という返事がありました。

この電話は過去の経験を逆転させるものでした。というのも、診療所を開業した当初、多くの医師がリンパ浮腫の知識がないことを告白せず、そればかりかリンパ浮腫が何なのかさえ知らなかったのですから。治療法や病気の詳細について学ばなくてはならない場合、看護師としての私が医師よりもこの病気について深い知識があることを認めざるを得なかったのです。

スタンフォード大学の医師が私の診療所を訪れた時のことを今でも鮮明に覚えています。彼は手動リンパ排出を見た時「魔術師のおまじないだ」と笑いとばし、「金をだまし取っているだけだ」と患者に言いふらしたのでした。

最近までリンパ浮腫があまり知られていなかった主な原因は、医学校のカリキュラムにリンパ系についての科目がなく、ほとんどの医師にその知識がないだけではなく、興味すらないことです。

しかしここ二十年で、私たちＮＬＮはリンパ浮腫とリンパ系を周知させることができました。病院や診療所を訪問して私たちのグループ支援を依頼してくれた私の一握りの患者たちをはじめ、治療に一生かかるほど慢性的な症状の何千人もの患者を今では助けられるのです。

リンパ浮腫患者への治療が成功しはじめると、次にやってきたのは保険金払い戻し問題でした。保険会社との交渉は戦争そのものでした。というのも、彼らはリンパ浮腫という診断に気が付かない上に、治療の必要がないものと認識していたからでした。私はまず「リンパ浮腫についての知識」を与え、病名を認識させようと事前に認可要請書を書きました。医師と同様に保険会社にも、リンパ浮腫とは何か、その原因、治療法、治療の効果などを詳しくはっきり書き記しました。また、リンパ浮腫は慢性的な症状であることから、患者は一生涯治療を続けるのに加えて圧迫帯を身につけなくてはならないため、治療のコスト効率の良さを強調するのは重要なことでした。

ある日のこと、一人の患者が息子と一緒に私の診療所にやってきました。彼女は、

「ここ数日で腕が二倍に腫れ上がってしまったのよ」

とひどく心配して、不快感をあらわにしていました。彼女の息子は、

「外科医の診察を受けたんだが、その外科医は〝何の手だてもしてやれないが、心配することはない〟

と言うんだ」

と私に教えてくれました。私が見る限り、彼女には再発した腫瘍があるようで、それが腕のリンパ管を圧迫しているせいでむくみが生じていたのです。私はオランダのユトレヒト大学で学位を取った看護師ではありますが、医師ではありません。しかしながら彼女の息子におそらく正しい診断であろう私の所見を知らせる必要があると感じていました。

数日後、彼女の外科医から電話がありました。ひどく怒った様子で、

「よくも彼女にがんの再発があるなんてことを言ってくれたな！」

と、私を怒鳴りつけました。

「そうするほか、私には選択の余地はありませんでしたから」

私はその外科医に言ったのでした。

数ヵ月が過ぎ、地元の病院で行われる大規模な外科医の会合に出席を求められました。私はその会合で上半身と下半身に末端リンパ浮腫のある患者の画像を公表しました。中にはがんの再発を裏付ける急性浮腫の写真もありました。発表中に私を怒鳴りつけた例の外科医が最前列に座っているのが見えました。発表の終わりに質疑応答の時間を設けると、彼は真っ先に手を挙げました。私は緊張で自分の血圧が上がっていくのを感じました。すると彼は質問するのではなく、

「ありがとう」

と言い、

「看護師の方が正しいこともあるんですね」

と同僚の医師たちに言うのです。さらに彼は自分が誤診したことを認めたのでした。

それから何年ものあいだ、サンフランシスコのベイエリアに勤務する医師たちは私を尊敬してくれて、時には相談を持ちかけたり、患者の手足にある浮腫のことで私のアドバイスを求めたりしました。リンパ浮腫は、ついにアメリカの医療の現場で最も重要な課題となったのです。

同時に私は、アメリカ以外の国々では専門家がどのように患者の治療に携わり、手助けしているのかを学ぶ必要がありました。一九八九年に東京で開催される国際リンパ学会（ＩＳＬ）協議会のことを聞きつけ、出席することにしました。私はそこで驚くべき体験をしました。

この協議会はまるで、一日何時間もリンパ系の基礎知識について話し合っている研究者たちの同窓会のようでした。一方で私の一番の関心事は「患者をいかに治療し救えるか」ということだというのに。すぐに私はこの会議に出席した臨床家は私一人だったことに気づき、他の出席者からの扱いにがっかりさせられました。私は議論に参加し臨床経験を話すことが出来ず、質問しても無視され、「無能な金髪の看護師」と決めつけられてしまいました。その後、出席者の中に私が「婿探し」をしに来たのだと思っていた医師がいたことを知ったのです！

あれから二十年たった今、立場は逆転しました。ＩＳＬの医師たちは私に会議での講演を依頼し、私の立ち上げたＮＬＮが隔年で開催する国際協議会への出席や協議会での講義への招待を求めてくるようになりました。

ＮＬＮは設立以来、専門的な訓練コースを通してリンパ浮腫セラピストとなった何千人もの専門家たちとともに歩み、医療の主流に関わってきました。医師たちはリンパ系を既存の医療業務に加えはじめています。そして「ＮＬＮ方針書」はＮＬＮ会員となったクリニックや病院、乳がんセンター、診療所、がん患者支援団体で幅広く利用されています。さらに全米のあらゆる教育機関において基礎研究や臨床研究、臨床実験が活発に行われるようになりました。

ＮＬＮの三十六ページの会報「Lymphlink」は現在三千超の会員に配信され、今までに八回開催された国際協議会は毎回世界中から専門家を一堂に集め成功を収めています。

最も大切なのは、リンパ浮腫に苦しむ患者が、今では治療とケアを必要なだけ受けられているということなのです。

サスキア・Ｒ・Ｊ・シアデンス　看護師、数々の看護施設勤務を経て一九八八年に国立リンパ浮腫ネットワーク（ＮＬＮ）を設立。今なお常務取締役として指揮を執っている。

27　不都合な看護師

フェイス・ヘンソン

私が看護師になったのは、五十五歳の時で長年の夢がついに叶いました。地元の病院に就職が決まった当時、高い理想と看護の情熱とともに看護に対して固い誓いを胸に抱いていました。その時の私には、その先にどんな道が待ちかまえているのか、降り掛かる困難、また私の看護への誓いと自分自身の強さがこれからどう成長していくのかなど、想像すらできませんでした。

それ以来十年以上ものあいだ、私はなんとか発言力のある「患者の擁護者」であり、組合の構成員であり、また内部告発者であり続けましたが、そのために職場からお払い箱にされたことがあるのも事実です。不幸中の幸いだったのは、毎回正しい発言をしてきたこと、そして常に次のステップへと続く扉が開かれていたことでした。私は一度も自分の言動に後悔などしていません。ヘルスケアの分野において患者に有意義な変化を何度ももたらしてきたのですから。

これからお話しする物語は、後に全国のヘルスケアに重大な変化をもたらした、私が一番誇りとしている経験談です。

看護師になってから初めの四年間、私は故郷の小さな病院に勤務できて幸せ一杯でした。看護師としての自分の能力にも少しずつ自信がつくと同時に、安全とはいえない職場の環境に不満を覚えはじめていました。私たち一人ひとりにそれぞれ八、九人の患者が割り当てられても、全員を十分看護できる時間などありませんでした。さらにそれを助けてくれるスタッフや経営体制、その他必要な人材も不足していました。その上、業務プロセスの抜本的再設計、人材削減、受け入れ患者数の増加がはじまり、病院のシステムに対する私の信頼は危うくなってしまったのでした。

イリノイ州看護師協会の協力を得て、私たち看護師のうち数人は看護師のための組織を作ることにしました。それは途中でくじけそうなほど険《けわ》しい道のりでした。同時期に私はシャンペーン郡ヘルスケア消費者団体（ＣＣＨＣＣ）への参加にも名乗りを上げ、地域のヘルスケア向上のため、この受賞歴のあるほど名高い「草の根運動」団体で活動していました。

ある会議のこと、私たちは地元にある二つの病院が両方とも非営利団体でないという事実を議論していました。二つの病院からの出席者グループは文字通り「まったく公平な視点」で、

「病院は免税の対象になっている立場から、常に地域住民の味方である責任がある」

と説明しました。病院はあらかじめ決められた一定の慈善事業と地域住民に対するサービスを提供しなくてはならないのです。議論が進むにつれ、私は自分が勤める病院の置かれている状況を考えはじめ、困惑しました。

「院内のあらゆるサービスが〝営利目的〟の契約者に外部委託されている病院が、〝非営利〟として機能

できるはずがないわ」

考えてみれば、勤務先の病院が外部委託しているのは調剤薬局、透析ユニット、リハビリテーション科、救命救急室、栄養科などで、まだまだあるかも知れません。会議でこう話したところ、会場はしーんと静まりかえりました。ＣＣＨＣの理事長は私にもっと詳しく話すように迫り、委員会にこの問題に関する調査報告をするよう依頼しました。

これがきっかけで、私は院内のあらゆる部署と院外にある医師のオフィスが入っているような新しい医療ビルなどにまで電話し、また実際に足を運んでの調査をはじめたのでした。そして組織、個人を含めすべてが「営利目的」であることを突き止めたのです。

救命救急室は、医学博士派遣ビジネスをしていたシカゴ郊外の医師グループによって人員配置が決まっていました。透析ユニットは病院の一部ではあるものの看護師によってスタッフが配置されており、東海岸に本部を構える透析専門の大企業が業務を行い、ユニットを所有していました。調剤薬局と栄養科も同様に外部の企業に業務委託し所有させていました。

ＣＣＨＣとともに活動する私たちにとっては病院内がかなりの割合で、実際は「営利団体」であるように見えました。

委員会に報告書を提出して間もなく、私はカリフォルニア大学サンフランシスコ校を訪問する準備をはじめました。ＣＣＨＣはそのあいだも引き続きこの問題を調査し続け、ついに地元の税務機関と接触しました。さらに私には進行中の調査の最新情報を常に連絡してくれて、イリノイ州税務局が関与しはじめたのを知りました。

二〇〇三年、イリノイ州税務局はこの病院が充分な慈善ケアを提供していないと決定し、非課税機関から除外しようとしました。もちろん病院は維持を訴え、両者の戦いは長期にわたりました。イリノイ州は世間の注目の的となり、アメリカ全土の非営利の病院が調査の対象となりはじめました。

二〇〇八年十月、州最高裁判所は病院を非課税機関から除外しようとするイリノイ州税務局の決定を容認しました。この判決により病院は六百万ドルの納税を命じられました。いったい誰が最初の調査をはじめたのか、病院の経営部が知っていたのかどうか、私は知るはずもありませんし、これはそれほど重要なことではありません。

私にとって最も大切なことは他にありました。人間の本性において、そしてヘルスケアという職業上の義務において、「患者や社会にとって常に正しいことを素直に行い、最善を尽くす」という私の信念がひどく傷つけられたのでした。私は名誉を挽回《ばんかい》したいと願いました。

病院は自分たちが何をしてきたのか、知らなくてはならなかったのです。患者に対する慈善心に背を向け、地域のコミュニティ以外に業務を委託し、地元のヘルスケア・システム向上に必要な経費を生み出す納税を違法に逃れようとしていたのですから。

「たった一人でも立ち上がっただけで何かを変えられるのだ」

と私は気づいたのでした。
私は今も看護師の仕事を続けています。そしてカリフォルニア州看護師協会とともに、カリフォルニア州と州外の患者ケア改善のために活動し、同州のヘルスケア・システムでの保険金一時支払い請求を通して、世界中のヘルスケアのために戦っています。そして一番大切なサポートをなかなか得づらい私たちの労働環境で、患者や看護師の家族のために、できる限り人間的見地から最善のケアを提供するよう努《つと》めています。

フェイス・ヘンソン　看護師。イリノイ州、カリフォルニア州で看護師と組合の構成員を務めながら、「患者と看護師の擁護者」であることを第一とする。在サンフランシスコ、カリフォルニア州看護師協会の活動的な会員で、主要なサンフランシスコの病院で看護主任を務める。現在ベイエリアでホスピス看護師として働く。

28　家庭内暴力から子どもを守れ

クリスティン・スティーブンス

私は助産師と同時に看護師でもあるので、「分娩」以上の仕事をしてきました。月経のトラブルから更年期障害まで、女性に関するあらゆるヘルスケアを提供しています。懐妊期の女性に対しては、健康な赤ちゃんを出産する準備から赤ちゃん誕生の瞬間までを最高に素敵な体験にするため、出来る限りフォローアップしています。そして赤ちゃん誕生後は、母親になった女性たちが健康でいられるよう、また子どもたちのニーズに応えられる母親になるようサポートしています。

私がエレーナと知り合ったのは、このようにさまざまな仕事をしている時のことです。彼女は三十代前半で、すでに二人の子どもがおり、三人目を出産したばかりでした。私はその出産に立ち会い、彼女の担当をしていました。出産からしばらくして、エレーナが病気になってしまった赤ちゃんと一緒に病院に戻ってきたのです。赤ちゃんが小児科病棟に入院した時、私は勤務中でした。

小児科病棟の看護師が、

「彼女が赤ちゃんを連れて病院に来てるわよ」

と知らせてくれたので、私はすぐさま様子を見に行きました。二、三日の検査と診察を繰り返した後、エレーナは食事をまったくとっておらず、やせ細り、疲れ果てていることが分かりました。その翌日から私は自ら彼女に食事を運んで話をしようと決めました。赤ちゃんが退院する直前でしたが、

「実は、家にいるのがつらくて……他の子どもたちを主人と一緒に残してきてしまったのも心配だわ……」

と、こっそり打ち明けてくれました。彼女の口から直接「虐待」の言葉はでませんでしたが、実際に家で何が起きているのかを話そうとはしません。私は、「何か大変なことが起きているのでは」と感じ取りま

した。

私たちは「虐待」とは何かを話し合い、さらに私は「許されるべきはどんなことで、そうでないことは何か」をゆっくりと時間をかけて説明し、彼女に「家庭内暴力ホットライン」の情報を提供しました。

「万が一、あなた自身または子どもたちに虐待や言葉の暴力の危険が迫った時には、必ず誰かが助けてくれるはずよ」

と念を押したのです。この時の私には、まさか性的虐待のことまで考えられるはずもありませんでした。

一通り話し終えた後、彼女が何か話してくれるのではないかと期待し、長いあいだ待っていました。しかし彼女の家で何が起きているのかは依然として曖昧《あいまい》なままでした。

「彼女にのしかかってくるストレスがあまりにも大きいのに、家族の支えも信頼して相談できる友達もいないのだ」

と分かるまで、時間はかかりませんでした。

二カ月後、エレーナが私のオフィスの待合室にやってきました。今度は他の子どもも連れて。彼女の顔は苦悩で歪《ゆが》んでいました。そして告白したのです。

「危険なのは私だけじゃない。主人は子どもとの不適切な性的行為を繰り返している……」

そう聞いて、私はすぐにでも子どもを連れて家を出るように彼女に言いました。私には今そうしなければ、手遅れになると分かっていたのです。

「今日、家を出るべきよ」

私が言うと彼女はうなずきました。学校を終えた一番上の子どもを知り合いに迎えに行かせ、今日泊まる場所を相談しました。彼女はほとんど話しませんでしたが、これから何が起きるか分からない恐怖と戦っているようでした。どうやらその夜は、家に帰らないつもりで私のオフィスにやってきたのでした。私はまず、「虐待の事実をホットラインに報告するべきだ」と説得し、彼女が電話で話しているあいだずっと隣に座っていました。ホットラインに電話をしてすぐに身を守る術を知ることができたため、私たちはこうして二人でいられたことを喜び合いました。ホットラインの相談員は、

「どうして今になって電話をしたの？　もっと早くするべきだったのに。どうしてこんなにも時間がかかったの？」

と彼女に問いただしました。

エレーナはどうにか自分のことを話そうとしていました。被害者は彼女なのに、まるで自分に責任があるかのような義務感に駆られていました。私もホットラインと話し合いました。のちに私はホットラインの所長に「子どもを守るために虐待を報告するまで、こんなに危険な状態になるまで彼女がどんな扱いを受けてきたのかを知った時、私がどんなに驚き、恐怖を感じたことか」を訴えました。

私たちはその夜エレーナたちが過ごせる場所を探し、女性保護施設に電話をしました。翌日には子どもたちを連れて施設に向かえるように話をつけたのでした。その夜、私は一夜を過ごすのに必要な物を買い

出しにエレーナを連れ出し、翌日は彼女が子どもたちと寝泊まりする保護施設まで彼女に会いに行きました。

保護施設のスタッフはとても親切で、そのおかげでエレーナは夫と隔離され、復学して看護師の資格を取得しました。現在、彼女は看護実習生をしています。

保護施設のエレーナに会いに行った日、私は彼女に「できるだけ早く子どもを連れて施設を出るように」と提案してみました。もし何の助けもないまま家に帰ってしまえば、虐待は悪化するだけです。しかし同時に家にもう一度足を踏み入れるリスクを冒《おか》してでも、彼女がどう強く変わっていったのか、私に教えてほしかったのです。これはエレーナだけではなく私にとっても冒す価値のあるリスクなのでした。

クリスティン・スティーブンス　看護助産師、産婦人科看護実習生。三十年以上女性のヘルスケアに携わる。現在ニューヨーク州イサカで婦人科のプライマリーケアを提供している。

29　「予想外」を「想定内」に

バリー・L・アダムス

一九九六年までにアメリカ全土の病院で確認された医療ミスは数えきれず、しかしながらその犠牲となり病院内で傷つき亡くなった、疑うことを知らない無垢の患者たちについてはいまだ報告されることはなかった。

私の「問題」がはじまったのはそんな時だった。

自分を含め、世間はまだ迫りくる看護師不足問題とそれ故の自分たちの健康と安全を脅かす潜在的脅威に気づいていなかった。調査の初期段階では、

「生死に拘《かか》わらず、患者に良い結果をもたらすのに、看護師は大変重要な立場にある」

と言われてきたのだが、それを科学的に裏付ける証拠を突き止めるまでには至らなかった。しかしながら四年間の看護実習を終えた後、私は何かが間違った方向に進んでいることを確信した。そして自分でも予想外の行動に出た。

はっきりと異議を唱えるために、声を上げたのだ。

「なぜそうしたのか？」今でも確かな答えは分からないままだ。四十歳になり、私は「活動家」と名乗るに足ることなど何も成し遂げていないし、まして「過激派」なんてありえない。ただ、エイズが流行した時代に青年時代を過ごした同性愛者として、私は、

「静は死に値する」

と身をもって学んだのだった。さらに私には有能な臨床家としての資格と免許があったので、世の中の人々を救うのはごく当然の行為だった。私にはその義務があった。だから行動に移したのだ。

患者ケアという仕事に身を置きながらこの恐るべき問題を目撃しはじめた時、私はマサチューセッツ州

ケンブリッジにある、ユーヴィル・ヘルスケア・センターというリハビリテーション病院で働いていた。

ある日突然、二、三カ月のあいだに私の担当する患者の数が六人から十二人に増えた。同僚の看護師たちも、多い時は十六人の患者を担当していた。こんな状況では基本的な看護業務さえ不可能だった。ある時、九十二歳の脳卒中を起こした患者が、ナースコールに手が届かずに自分の尿でびしょ濡れになってしまったことさえあったほどだ。新人の看護師たちは、複雑な作業を監督者なしで行うのを余儀なくされた。危険な医療ミスが増えていったのは当然だった。

「病院の運営方針とプロとしての倫理、その両方に従って適切な解決策を探ろう」

私は上司に警告し、同僚に相談した。患者たちは危機に瀕《ひん》しており、実際にすでに傷ついている患者もいた。明らかに全国の看護実習生たちや新人看護師でさえ、こういった事故を目の当たりにしているのだった。にもかかわらず、医療ミスへの恐怖、治療や看護の不確実性、健康保険への未加入など、上司や同僚との会話の中には解決すべき重要な課題が山積みだ。

話を持ちかけていた当初の私はいつも無視されていたが、そのうち看護管理者の露骨《ろこつ》な脅《おど》しに遭うことになった。それでもいつもの態度を変えようとしなかった私は、担当する患者のリスクを減らし精一杯の患者ケアに努めたのだった。さらに念のため、マサチューセッツ州における看護業務を制定した法律や規則を読みはじめた。最も注意しながら読んだのは、「州がヘルスケア機関に求める事項」についてだ。勤務中はユニットで何か患者に悪影響を及ぼすミスをしてはいないかに注意した。同時に看護師一人当たりの担当患者数と仕事量の面から患者のリスクを軽減するためにどうするべきか、作業パターンを割り出して実践に移そうとした。

今度は下調べをして十分な知識を準備した上で、もう一度看護管理部の協力を得られるよう試みた。するとどうだろう。「お手本の看護師」と認められ「優秀な人材で何でも見事にこなす」と評判だった私は突然、「仕事上の時間配分に問題がある」さらには「プロらしからぬ仕事ぶり」と非難されてしまったのだ。しまいには解雇を宣告され、警備員に囲まれながら病院を追い出されてしまった。

私の他にも二人の看護師が患者ケアの悪化のことで声を上げようとしたのだが、私同様「規制」されたのだった。二人は何度か同じような申し立てを繰り返したが、その後、勤務時間が極端に変化し、夜勤の後日勤、日勤の後また夜勤といったシフトを余儀なくされ、その影響は自分自身から家族にまで及び、大損害を被った。

私たち看護師が組合に加入していれば、このような横暴な「規制」に甘んじるはずなどなかったのだが。あの時団体交渉契約をしていれば、患者の安全に対する私たちのプロとしての気がかりは解消されたであろうし、私が解雇されたあの月に医療ミスで亡くなった患者が一人でも多く救えただろうと、今になってもまだ後悔の念は消えない。しかし当時は組合からの援助がなかったにもかかわらず、私たちはまさに「一致団結」してこの問題と戦うべく全国労働関係委員会（NLRB）に協力を要請したのだった。

一九九七年、ボストンで二日続いた裁判の後、連邦政府の行政法判事は、

「氏（私）に対する解雇は報復的であり悪意に満ちた行為である」との判決を下した。また、看護管理者に逆らった私たちに「箝口令《かんこうれい》」を布《し》き、口をふさごうとした病院の行為を裏付ける証拠も判事に提出された。さらに、病院の「報復」を受けた二人の看護師は両日の法廷での審議で大活躍した。ＮＬＲＢは最初の判決を是認したが、病院が控訴し二度目の判決で敗訴したのだった。

ＮＬＲＢによると、非組合員の看護師三人が、こういった文書の裏付けがある報復措置に関する事例で勝訴したことは前例がなかったそうだ。私たちの事例は広く世間に公開され、一九九七年から二〇〇〇年まで、マサチューセッツ州看護師協会（ＭＮＡ）と全米看護師協会の二つの機関が私たちのサポートに尽力してくれた。

最終的に、私たちが起こした裁判は、ＭＮＡが内部告発者保護法を定めるまでに至り、成功裏に終わった。これにより、マサチューセッツ州でヘルスケアに携わる者なら誰でも、患者の安全に正当な危機感を持った時、それを報告し保護されるようになった。

この経験を経て、看護には多くのものが必要だと学んだ。知性、義務感、すべての人に人間的、社会的価値があるという明確なビジョン。そしてそれを守るためには戦うべきだということ。

バリー・Ｌ・アダムス　看護師。現在ブランダイス大学で博士課程を学んでいる。

30　たった一人の看護師

ダグビョルト・ブジャルナドッティル

私は一九八二年に看護師となり、その年は精神科病棟と一般病棟、手術室に勤務しました。看護学校を卒業して八年後、アイスランドの中心部、すばらしく壮大な自然の広がるミーバトン湖にほど近いヘルスケア・クリニックに就職しました。その農村の人口は五百人ほどで、ほとんどが農民です。

就職を決めた頃、私はちょうど離婚したばかりで、学生の息子と二人暮らしでした。今も働いているこの村に引っ越してきた頃は、私は村でたった一人のヘルスケア専門家だったのです。

勤務先のヘルスケア・クリニックはそこから六十キロ離れたフサビクにある大病院の支部でした。フサビクにはもちろん医師も看護師もたくさんいます。そこから週に一度だけ、クリニックに医師がやってくるのです。その日以外は、今も私一人の仕事が続いています。当初私は今までやったことのない仕事を経験し、自分の知識と実力の真価を問われる環境でいつもチャレンジしなければならないことに興奮していました。

現在もそうですが、仕事量は夏と冬ではまったく異なります。ミーバトン湖は「自然の宝庫」として世界的にも有名で、アイスランドの観光名所でもあります。夏のあいだは大自然を満喫する観光客でごった返し、その結果、蚊の被害からひどい病気になる患者がたくさんいます。

一方冬のミーバトン湖はひどく静かで、観光客などめったに訪れません。厳しい天候の中、道路が時に封鎖されてしまうほど不便になってしまいます。就職した当初はまだ携帯電話もなく、連絡を取り合うときなどは困難を極めました。さらに村でたった一人のヘルスケア従事者であった私は、事故や重病が起きた時、たいていの場合、患者が最初に接する専門家だったのです。こういった状況では、症状をいち早く読み取り、速《すみ》やかに正しい決断をしなくてはなりません。

二〇〇一年三月上旬のある日。その日も私はその決断を迫られたのでした。私はフサビクにいる上司の看護師に電話をかけていました。彼女には何か問題が起きた時などいつも相談していました。一人で仕事をしている私にとって、他に話し合える看護師がいるのは何より助けになりました。

私のクリニックにもうすぐ誰かがやってくるという知らせを聞いて、私たちは電話を切ろうとしました。勤務中ではありませんでしたが、来院を知らせる電話を取ることにしました。

電話の相手は十六カ月の乳児を抱えた父親で、ひどく落ちつかない様子でした。村人はみんなミーバトン湖の近くに住んでいる小さい村なので、もちろん彼の家族もよく知っていました。子どもの成長を見るために何度となく家族に会いに行っていましたし、彼らも健康診断や病気の時には私のクリニックに来ていました。私はこの村の人々に尊敬の念を抱きつつ、親近感すら覚えはじめていました。治療をする立場であるからこそ芽生えた感情かも知れません。しかし時にそれは、一人で仕事をこなす看護師にとって、大きな重荷となりかねないのです。

電話口の父親は、子どもがこの数日病気であるといいました。風邪をひき、熱もあり、ぐったりしていました。私に電話をする直前、子どもは嘔吐《おうと》して病状も悪化していました。病気は進む一方でまったく別人のような形相だそうです。

通常なら、私は父親にフサビクで勤務中の医師の所まで連れて行くように言うはずでした。察するに、子どもの病状は今すぐに助けが必要な状態でした。しかし外は雪。吹雪の中、道路も凍り付いていました。病気の原因が分からないまま、小さな子どもを乗せて暗い道のりを進むにはあまりに危険すぎました。ですから私はこの「小さな患者さん」の往診を決めたのでした。

子どもを目にしたとたん、私はひどく驚きました。彼は青白く硬直しており、首が後ろに少し傾いていました。けいれんを起こしていたようで、深刻な状態でした。彼の両親と姉は心配そうに見守っています。

私も症状を読み誤らないようにと緊張していましたが、すぐに何らかの処置をしなくてはなりませんでした。まず、けいれんを抑える薬と解熱剤を投与しました。子どもの父親にはクリニックまで酸素を取りに行かせ、母親には救急車をすぐに呼び、医師を一緒に連れてくるようにと電話させました。私はここから百キロ先のアークレイリにある小児科病棟の医師に電話しました。その医師は私の決断と処置が正しかったと言ってくれました。子どもは回数が減ったものの、まだけいれんを起こしていました。

「おそらく長い時間、待たなくてはならないだろう」

この天候の中で救急車が来るには一時間はかかると、私は予想していました。待っているあいだ、私は死ぬほど怖かったのですが、冷静を保つほかになす術《すべ》はありませんでした。

「もう一度ひどいけいれんが起きたら、この子はどうなってしまうだろう」

と心配でたまりません。

「もし医師との電話が途絶えてしまったら？」

「投与したけいれんの薬は量を間違えていなかっただろうか？」

「こんなプレッシャーの中、ご両親とお姉ちゃんは大丈夫だろうか？」

「私に対処できるだろうか？」

ミーバトンのように小さいコミュニティでは、緊急時の小さなミスが、何年もかけて今まで積み上げてきた信頼を一瞬で崩壊させることがあるのです。

医師を乗せた救急車がフサビクを出発し、こちらに向かっているという知らせが入りました。さらに小児科医を乗せた救急車もアークレイリの病院を発ちました。フサビクからの救急車がおそらく先に着くだろう。その場合はフサビクからの救急車に乗り、途中でアークレイリの救急車に乗り換えられれば、いち早く小児科医の診察を受けられます。

子どもの生命兆候は安定しており、呼吸を助けるために酸素吸入をしました。しかし私の心配通り、けいれんは止まりませんでした。薬の投与は一時的に効果があったものの、いまだに硬直しており、首も後ろに倒れたままでした。話しかけても返事はありません。小児科医は、私が電話で病状を説明すると驚き、抗生物質のロセフィンを注射することになりました。

子どものか細い腕に、大容量のロセフィンを注射するのをためらいました。投与量が多すぎれば、違和感やむくみの反応が出るからです。私はロセフィンを二本の注射に分け、両腕に一本ずつ投与しました。子どもはもはや注射にも無反応でした。そして投与の一時間後、やっと救急車が到着したのでした。

子どもと私、そして母親も同乗させて先を急ぎました。母親は緊張した面持ちでしたが、冷静を保っていました。搬送はうまく行き、酸素飽和度も子どもの生命兆候も安定していましたが、依然けいれんしています。三十分ほど走って、別の救急車に乗り換え、小児科病棟まで急ぎました。

搬送後、私は帰宅しました。翌日、病院の小児科医が電話で、

「子どもの病状は快方に向かっていて、すぐに良くなるだろう」

と知らせてくれました。その知らせで前日の夜から気がかりで眠れなかった私はやっと、胸を撫《な》で下ろしたのでした。

今やあのときの子どもは九歳になりました。ミーバトンの人々はいまだに私を信頼し、仕事に感謝してくれます。そして市議会議員に選出する、という形でその信頼を示してくれました。まぁそれは、いまだに彼らの看護師として働く私にとって、余談に過ぎませんが。

ダグビョルト・ブジャルナドッティル　アイスランドにおいてさまざまなヘルスケア機関（外

科、小児科、精神科を含む）に勤務。二十年間アイスランド北部ミーバトン湖地区に在勤している。

31　エイズ流行のファースト・レスポンダー

リチャード・S・フェッリ

あの日、看護副部長のオフィスは燃えるように暑かったのを今でもよく覚えている。そして「一体なんでこんな所に入ろうとしているんだろう」と私は考えていた。それは行政指導によって空調システムを病院に設置する数日前のことだった。「看護師の指導者は常時白衣を着用」という新しい規則が施行されたため、それに従っていた私の背中には汗がしたたり落ちていた。「白衣着用」は私たち看護師に、何が何でもナースキャップを着けさせせようとする病院の方針に他ならなかった。

一九八四年、私はマンハッタン・聖ビンセント病院の看護副部長の院外オフィスへ通っていた。同病院の看護学校は優秀な看護カリキュラムでは世界的に有名で、世界中から学生が集まっていた。それは特に聖ビンセント看護学校の卒業生には周知の事実だった。しかし、ナースキャップの件は私を「悪者」に仕立て上げるほどの大問題ではなかったはずだった。

すべては聖ビンセント病院が決定したことで、それ以上でもそれ以下でもない……以上。

議論の余地はない。私はおそらく誰も怖がって触れたがらない重要な問題に致命傷を与えてしまったのかもしれない。六ヵ月前のあの日、看護師へのナースキャップ着用義務をなくそうと、ユニフォームの規則変更を公然と支援したのだから。

「看護師にとって重要なのは頭の上に乗っけるものじゃない、頭の〝中〟に入っているものだ」

実際私はそう言ってのけた。私は病院を冒瀆《ぼうとく》したかのようだった。

猛暑から逃れて、私はひどく緊張していた。私が働く病院で同性愛者が犠牲となった新しい病気のことが今にも口から出てきそうだった。当初この病気は同性愛者関連免疫不全症（ＧＲＩＤ）と呼ばれたが、現在は後天性免疫不全症候群（ＡＩＤＳ）と言われている。病名が何であれ、その患者が死んでいくのに誰も気がつかなかったのだ。

悲痛なくらい辛い長い沈黙の後、ようやく看護副部長の秘書がうなずき、私は聖域とされる彼女のオフィスへ入ることを許された。秘書がドアの方向を指差した時、私が考えたのは、「オズの魔法使い」のマンチキンという小人がこう叫んだ時のことだ。

「魔法使いには誰も会いに行ってはならんぞ！　絶対に！　どうしてもダメだ！」

しかしドロシーが東の悪い魔女を倒したと知って小人の態度はコロッと変わる。ドロシーの犬、トトを見て彼らはこう言った。

「おや、あれは変わった毛色の素晴らしい馬じゃないか！」

私は変わった毛色の馬になった気分だったが、何かもっと愚か者のように感じた。

オフィスは長細くて、窓がなかった。副部長のデスクは壁に向かっていて、オフィスに入る者は自然に彼女の背中を目にする。彼女は振り向かず、私も口を開かなかった。

もう汗は滝のように背中を流れ落ちている。彼女は一流の看護師でキャリアウーマンであり、かたや私は救命救急で教育指導しているただのスタッフにすぎない。二人の身分には雲泥の差があった。私たちの仕事が交差することはほとんどなく、時々ＩＣＵの人手不足の時にぶつかるくらいだ。私は身分差というフェンスを正に飛び越えようとしていたのだが、どうにも、きっかけが摑めずにいた。どうにか声をふりしぼり、小さな声で言った。

「ここに来たのは、院内のエイズ患者のことで……」

とたんに彼女の肩は怒りに震えはじめた。そして一言ずつ、はっきりとこう言った。

「あなたのユニットには誰も割り当てられないと以前にも言ったはずよ！」

彼女の言葉を噛み砕くため、私の思考回路はすぐさま素早く回転した。私は軽く咳払いをした。

「私はスタッフが気づかないうちに同性愛患者を次々と死に至らしめている、新しい病気のことを話しているんです」

副部長はぴたりと身動きをやめ、ゆっくりと振り向いた。困惑した顔は不機嫌そのものだった。

「一体何の話？　座って」

彼女は椅子を指差し、私は椅子に腰を下ろした。

「話して」

私が三十分ほど話しているあいだ彼女は聞き入っていた。死亡した同性愛患者たち、異性愛者を含め新しく発症した患者たち、彼らは全員この新発見の最後には必ず死に至るウイルスと接触している。患者はたった一日で病状が悪化し、死亡する。本当は何が起きているのか、手がかりすらつかめなかった。

私の話が終わると、彼女はただ、

「冗談でしょ?」

というだけだった。

「残念ですが、本当です」

と私が言うと、彼女は顔を紅潮させて立ち上がった。

「院内の様子を少し見たいわ」

そう言った彼女と一緒にオフィスを出て、私はICU、続いてERへと彼女を連れていった。そこには健康そうな若々しい患者が数人、人工呼吸器をつけたままの瀕死の状態でいた。みんな素晴らしい体格だが、挿管し隔離されて痛みに悶《もだ》えていた。副部長は一人ずつ額に触れて回り、看護師にもっとモルヒネを投与するよう指示した。私は息をのんだ。

私たち二人は病院を後にして七番街の太陽の下で茫然としていた。私を見上げた彼女の顔はゆがんでいた。

「ありがとう」

彼女は優しくそう言うとしばらく黙っていた。

「どうすればいいか、見当もつかないわ」

太陽から目を覆おうとした私は、こらえていた涙が一気に流れてきた。

「それが問題なんです。誰も分からない。同性愛者が多い街で、こんなにたくさん同性愛者が亡くなっているのに、何の対処もできないとは」

私は口ごもった。

「恐怖におびえながら、たった一人で、ひどく痛みながら死んでいくとは」

彼女は私の腕を摑んで、カフェに連れて行った。席についてワインを注文すると、彼女は勢い込んでこう言った。

「いい案があるの。あなたは今すぐにエイズに関する意見交換会をセッティングして。その道の〝プロ〟を見つけて出席させるの。あなたもしっかり下調べをしてね。三十分でやりましょう。私は看護師、医師、栄養士、どんな臨床家でもいいから、協力できないか確認を取ってみるわ」

彼女はグラスを一気に飲み干した。私も後に続いた。

「準備ができたら私に連絡をちょうだい。この惨事を解決してやりましょう」

カフェを出るとき、私は、

「二週間もあれば準備は整います。もう何人かと話をつけていますから」と言ったら、彼女の顔が少しほころんだ。

彼女はオフィスへ、私は職場に戻った。汚く古びた備品室は床から天井までタイルで覆われている。私はドアを閉めると手洗いシンクに頭を突っ込み水をかぶった。壊れかけた扇風機の電源を入れ椅子に腰掛けて、電話をかけはじめた。

八日後、「その道のプロ」と市長に新しく任命された「エイズ対策係」を迎え、最初の意見交換会を開いた。効果は絶大だった。私たちは何時間もたくさんの聴衆を前に話し合った。

次の朝、私たちの病院がエイズの蔓延《まんえん》を最初に認めた病院だと分かった。かといって敬遠する者などほとんどいなかった。看護師や医師の多くはこの歴史上最悪と言える病気の流行のただ中にあって「縁の下の力持ち」であった。

はじまりは、二人の看護師の「フェンス越しの会話」だった。正直、フェンスなんて必要だと思ったことがない。今でもそうだ。

リチャード・S・フェッリ　学術博士、ANP（看護開業医）、AIDS看護資格、全米看護アカデミー会員。ケープ・コッドでHIV治療を実践しながら多くの指導書、学術記事を執筆。さらにフィクション作家、劇作家でもある。

第六章　私たち、優しければそれでいいの？
～看護師のイメージアップを図ろう～

今まで出会った看護師は皆、看護に対する一般の人々が持つイメージを気にしているようだ。看護学校の学生から、優秀な看護管理者や監督者、臨床看護師（日本における専門看護師や認定看護師に値する）、助産師など専門知識のある看護師まで、ほとんど全員と言っていいほど、「看護師でない人には分かってもらえない」と思っているのだ。

私はワークショップや講義をする時、いつも二つの質問を投げかける。

質問一：世間は看護師を信頼していると思うか？

シカゴ、コペンハーゲン、東京、トロント、シドニーでは、ほとんどの聴衆が手を挙げた。そして次の質問。

質問二：世間は看護師を理解していると思うか？

この問いに手を挙げる者はいない。何というパラドックス。信頼している者を理解していないとは。人々は「医師は何でも知っている（実際はそうでないとしても）」と思い込んでいる。公的機関の調査で医師の信頼度が看護師のそれより低くても、世間は医師というのは頭脳明晰で雲の上の存在のようにあがめるのだ。

看護師に関してはどうだろう。人々は「看護師は優しくて親切（実際はそうでないとしても）」と信じきっている。おそらく世間が知らないことと言えば、看護という仕事は心だけでなく頭を使う仕事だということだ。仕事中の看護師は、患者の心にだけではなく、頭の中にもいるのだ。残念なことだが、実力を発揮する機会に恵まれている看護師はそう多くなく、こういった誤解を解くのは困難だ。「看護師は優しく親切」という神話を信じる一方で、「看護師は聡明だ」という意見には、間違いなくノーを突きつけられてしまう。

例を挙げてみよう。ある腫瘍学専門看護師の話だ。彼女の夫は非常に有能で金儲けの名人だった。二〇〇八年に株価が暴落するまでは、よく二人でパーティなどに出席していた。招待客もホストも、夫妻共々かなりの高所得者が揃っていた。パーティに同席した女性数人が私の友人でもあるその看護師とテーブルを囲んだ時、こう言ったそうだ。

「それじゃ、あなたの仕事は看護師という訳ね。でも誰かの世話を代わりにやってるだけでしょ？」

「それであなた、なんて答えたの？」

と私は聞き返した。「何も」それが彼女の答えだった。

友達や近所付き合い、親戚同士のあいだでも、看護師たちは自分の職業が過小評価され、あからさまに誤った評価をされてしまう。それに出くわした時、看護師はいかにもどかしく、無力に感じるだろうか。本人が望まなくとも遭遇するこのような出来事を、チャンスととらえて（言い方が正しければ良いのだが）、「反面教師」にしてみてはどうだろう。


この章では、典型的な看護師のイメージに直面したとき、その能力をうまく発揮し、どう対処したかが描かれている。特に重要なのは、物語の中の看護師たちが自分の立場や仕事上の建前を守ろうとしているだけではないということだ。看護師は実際の看護師がどのような仕事をしているのか真実を打ち明け、またそのシチュエーションは多様だと声高に訴えている。看護師はさまざまな分野で働く世界中の仲間のために口を開いた。アイビーリーグの名門大学を率《ひき》いた看護師や看護組織のリーダー、友人とおしゃべりをする臨床看護師……どんな看護師でも看護について知っておいてほしい知識を人々に教えられることを証明したのである。

32　教育の場で立ち向かうということ

クレア・M・フェイギン

私のように六十年もの長いあいだ看護の現場にいると、プロとして立ち上がらなければならない時は山ほどあります。

「たった一つのチャンスしかない時は、たくさんある時より学べる事が多い」

こんな格言があったのを思い出しました。いざ立ち上がろうとする時、私はいつも三つのテーマにしぼります。

一、「協力」は不可欠、どんな職業であろうとサポートを得ること。

二、患者のニーズを最優先すること。

三、絶対にあきらめない、厳しい措置も覚悟すること。

長い職務経験で看護のために立ち上がった話がいくつもありますが、これからお話しするのはちょうどこの三つのテーマに沿った体験談です。

一九六九年、私はニューヨーク市立大学（ＣＵＮＹ）のリーマン・カレッジで看護学士課程を開校することになりました。現場に行ってみると、各教授からカリキュラムの承諾を得ねばならず、そのため教授会に出席しました。席につくと、社会学部教授の議長が立って話しはじめました。

「一体どうして看護学科を承認する必要があるのかね？」

彼はそう問いました。

「看護師は家政婦と同じだ。彼らの仕事といったら尿瓶の交換くらいではないのか。当校にそんな学科はいらないだろう。そんな〝下級〟なものは」

私はショックで言葉を失いました。大学も学長も看護学科を開校したがっているのに。勇気を出して私は立ち上がりました。

「病院に入院した経験はおありですか？」と訊ねると、議長は、「いや」と答えました。私は続けました。

「それなら、入院する事がないようにお祈りしますわ。看護をそんな風にお考えなら、絶対に回復して退院なんてできないでしょうから」

そう言ってまた椅子に座りました。すると、少数民族出身の学生をサポートしている看護学科の責任者が立ち上がり、議長を叱りつけたのでした。看護学科カリキュラムは承認され、その後、例の議長は親友とはならなかったまでも、支持してくれるようになりました。

しかし、私たちが飛び越えなければならないハードルは、これだけではありませんでした。

二年後、学生を募集し学科を始動させ、最初の学生たちが卒業しようという頃でした。モンテフィオー

リ病院の外科医がリーマン・カレッジに対し、

「医師助手（PA）の学位授与ができる課程をはじめて欲しいと依頼している」

と、人伝《ひとづ》てに聞いたのです。外科医たちはPAを育成し、手術室での看護師の業務を引き継がせ、病棟では専門医学実習生の代わりをさせようとしていました。

看護学科の一期生たちはこういった業務を含めたプライマリー・ケア（初期治療）実習生としての教育を受けていました。学科の認知度はすでに上がってきてはいましたが、まだ学生を実習に出せるほどではなく、リーマン・カレッジでのPA育成はまだ不可能だと分かっていました。私が気になる点を学務課副課長に相談すると、彼女は快くサポートを約束してくれました。

私が医師たちのプランに反対したのを知ると、病院の最高執行責任者（COO）から昼食に招待されました。もちろん私はこの招待を受け、待ち合わせした有名なイタリア料理レストランに向かいました。レストランへ向かっていると、黒のリムジンが店の前に止まりセレブな客が何人か降りてきたのが見えました。店内は見た事がないほど豪華で、食事も素晴らしく一流でした。

食事が一段落すると、COOは本題へと話を進め、私に、

「あきらめて、言われた通りにしてくれないか？」

と言うのでした。

「悪いけど、絶対に引き下がれませんわ」

これが私の答えです。

「よく聞いてください」

私はまた口を開きました。

「ランチは素晴らしくおいしかったです。でも、だからって私はプランを支持する訳にはいきません。もう昼食に、いえ、何もしていただかなくて結構ですわ。お応えするつもりはありませんから」

COOでだめなら、次は外科医の番です。彼らは学長と学務課副課長の支援を知りつつ、私をミーティングに誘いました。私は彼らにプランを進めるべきではないと言いました。少なくとも一期生が卒業するまで数年待ってもらえないか、と。さらにもう一度、リーマン・カレッジ内でのPA育成プランにはどうしても賛同できないと念を押したのでした。そしてついに、私は彼らとの取引を試みたのです。

「看護学科の学生たちは看護の仕事をしたくてここで教育を受けています。そのカリキュラムは、アメリカで最初に設けられたプライマリー・ケア専門の看護師になるためのものです。代わりに、当大学の医学部内科・外科の学生たちは実習生としてモンテフィオーリ病院で夏を過ごし、実習が終わったその夏にPAの試験を受けさせます」

私がそう説明すると、外科医たちは同意してくれて、取引は成立しました。次に医学部を説得しなくてはなりませんでしたが、こちらもうまく行きました。エレン・ベアとシャーリー・ストークス・グリーンを含め数人のリーマン・カレッジ看護学科の学生がその夏実習生として働きました。すべては順調でした。医師助手協会が彼らに試験を受けさせなかった以外は。

リーマン・カレッジが承諾しなかったPAカリキュラムは、その後ほかの単科大学で開校したそうです。私はリーマン・カレッジを去り、その後ペンシルバニア大学看護学校の学部長に就任しました。そこではさらに多くのジレンマとチャレンジに立ち向かいましたが、看護教育の進歩と、将来患者と看護師に利益となる研究に尽力できました。

一九九三年、ペンシルバニア大学理事会議長のアルヴィン・シューメイカーが同大学学長に暫定的に私を指名し、一年間職務を勤め上げました。米アイビーリーグの大学でCEOを務めた女性、しかも看護師は私が初めてです。私が退任した後も、ジュディス・ロビン、続いてエイミー・ガットマンと、二人の女性が同大学の学長を務めています（今ではアイビーリーグ八校のうち四大学を含む、多くの大学で女性が学長を務めています）。

二〇〇八年、私の人生を切り開いてくれたアルヴィン・シューメイカー氏の功労式に招待されました。彼の業績を称えるプログラムが終わると、彼はペンシルバニア大学での経験を語りはじめ、目を輝かせながらあの日をこう思い出しました。

「そうそう、クレア・フェイギン氏を暫定学長に指名した日、そうするように頼まれてね。あの時の医者が全員、〝あの看護師が適任だ〟と言ったんだ」

そして、今の私があるのです。

クレア・M・フェイギン　学術博士、看護師、ペンシルバニア大学クレア・M・フェイギン会館看護学校の名誉学長で名誉教授。

33 リ・ス・ペ・ク・ト

リサ・フィッツパトリック

オーストラリア看護協会（ANF）ビクトリア州支部（VB）は、この先三年間の雇用規約と条件を決定する企業契約を法的にきちんと締結するため、三年に一度ビクトリア州で交渉を行っています。ANFは、およそ四万九千人の看護師を会員とする組合で、そのうち二万八千人がビクトリア州政府が運営する百十のヘルスケア機関で働いています。その機関には病院、介護付きホーム、地域の健康センターなどがあります。またANFはビクトリア州内の異なった事業で働く看護師や助産師のためにも協議事項を組み入れています。交渉においては、ヘルスケア機関代表者とともにビクトリア州政府とも契約を結びます。

私はこの組合の対外責任者を務めながら、二十九年間看護師をしています。

二〇〇〇年、私たちの組合はわが国で初めて看護師対患者比率を獲得しました。獲得までの交渉は難航しましたが、その比率を維持するのも、同じ様に絶え間ない努力と用心を必要としました。

この比率を勝ち取るために、看護師たちはビクトリア州のヘルスシステムすべての一般病棟と外科病棟で、四分の一の病床を封鎖しました。それでは実際どのように「病床を閉鎖」したのでしょうか？　そしてなぜ医療機関やビクトリア州政府はそれを黙認したのでしょう？

それはとても大胆な方法でした。

患者が退院すると、看護師はベッドの枕元に「閉鎖中」と書かれたプレートを置きます。時にはマットレスを隠すことさえあります。そうすれば、看護師がいないと閉鎖中のベッドに患者が入院できなくなるのです。「通常閉鎖されているベッド」を使用すべき本当に緊急の事態に患者をちゃんと入院させるために、各病棟に二台ずつ、「いつでも使用可能な閉鎖中のベッド」を追加します。それでベッドを閉鎖しながらも患者を守れるという訳です。

このような行為に出ると、ほとんどと言ってよいほど病院経営部からの妨害にあいました。もし医療機関が「閉鎖中のベッド」に患者を入院させようとする場合は、「その機関内の閉鎖するベッド数をさらに増やす」と、看護師たちは強気になってみせました。たいていは、これだけで十分なのでした。

重要なのは、この間も看護師が仕事を続けられ、給与が支払われ、患者にとっては看護が行き届いていたということです。さらに、看護師たち自身で緊急事態を見極められ、患者の安全を脅《おびや》かすことなく「ベッド閉鎖」を柔軟にやってのけられると証明できたのです。かつて患者の安全問題に対処してきた人々よりも看護師の方が無数の経験を積んでいる現状から、医療機関の経営部がこの問題解決に関して看護師に対抗しなくなることは、簡単に推測できました。

二〇〇四年、組合は看護師対患者比率を守るための運動をしなくてはなりませんでした。これは私がANFの会員になって初めての運動で、対外責任者として初めての力試しでした。私たちはあの「ベッド閉鎖」作戦を実行し大成功を遂げ、比率を守ることができました。さらにANFビクトリア州支部はこの作戦に改良を加え、二〇〇七年度企業契約の際にはメディアをうまく利用し、新しいアイデアも取り入れながら「ベッド閉鎖」を敢行し、契約締結を成功させました。州政府との初期の交渉会議において、ANFビクトリア州支部の代表団は、州政府が看護師対患者比率を再度廃止に追い込もうとしている証拠資料を見つけました。その中で州政府は対メディアのスローガンをこう計画していたのです。

「看護――よりよい健康を目指して」

ANFビクトリア州支部は、「看護に十分な投資をします――より良い健康をめざすビクトリア州」と題したキャンペーンを実行に移す州政府の底なしの財力に対抗してやろうと決めました。

新聞、テレビ、ラジオなどさまざまなメディアで大々的にはじまり、さらにインターネットやSNSまで利用した抗議運動でした。ANFビクトリア支部のリーダー陣は、古くさい「ベッド閉鎖」運動をするよりも、一九九七年に「ベッド閉鎖」がはじまった当時には考えもしなかった、Eメールや携帯電話のメールを駆使することで、もっと若い看護師たちからの協力が得られるのではないかと考えていたのです。

二〇〇七年十月、看護師たちは、仕事量の軽減と看護師または助産師対患者比率、給与支給額、労働条件の改善のためにもう一度争議運動を起こそうと満場一致で決定しました。それは二〇〇六年三月、オーストラリア人労働者の人権を保護する重要な改正法案が可決されたのが原因でした。それは今や失脚した保守連合政府の「ワークチョイス政策（職場関係改正法に基づく政策）」でした。看護師たちが仕事を続け毎日業務に追われているにもかかわらず、この「ワークチョイス政策」は雇用者に対して一日当たり四時間以上「ベッド閉鎖」運動に参加した看護師の給与差し止めと雇用者自身への罰金を要求したのです。

三日間に、看護師がビクトリア州全土で閉鎖したベッドは千三百床に上りました。世論は依然、看護師の争議運動を支持し、政府は組合と交渉のテーブルにつき、看護師の要求をどうしても聞き入れざるを得なくなったのです。予期していた通り、看護師たちの行動は違法と見なされ、政府は組合とその役員をオーストラリア連邦裁判所に提訴しました。それでも、看護師たちは団結を緩《ゆる》めませんでした。

組合は看護師と支持者との関係を強化するため重大な公開討論会を開きました。インターネットで！「Fund Nursing Properly（看護に正しく投資しよう）」のホームページ（fundnursingproperly.com）には何千通ものメッセージが届きました。州政府の議員は看護師の日々の業務記録から判明したメディアの厳しい質問に答えざるをえなくなりました。インターネットにより、郊外の病院に勤める看護師と首都圏に勤める看護師が仕事上の問題を分かち合うことができました。このような争議のテーマは、労働条件改善や給与の引き上げだけではありません。

もう一つの鍵は「敬意」です。もちろん看護師たちは職場環境などの雇用条件を改善したいと思っていますが、「尊敬され認められること」はそれ以上に大切だと信じています。

ネット公開討論会から九日後、五千以上の看護師と助産師が、組合が交渉した州政府の要請を検討する会議に参加しました。彼らは、ビリー・ブラッグが歌う「There Is Power in the Union（結束に力を）」に合わせて、さまざまな組合から会議に参加した組合員数百人の拍手に迎えられて会場に入ってきました。

ANFビクトリア州支部は「Fund Nursing Properly」のホームページを通して集められた募金で福祉基金をはじめました。「ベッド閉鎖運動」のあいだ、給与差し止めを受けた看護師は数千人おり、この九日間（休みなしで働いたにも拘わらず！）給与を差し止められたために生活難に陥った看護師に、合計一万八千ドルがわたされました。これは看護師と助産師にとっては予想以上の結果でした。

契約交渉の結果、四年以上にわたる十六％から三十％の昇給と、救命救急科、産科病棟での看護師対患者比率の改善が締結されました。前回の争議で勝ち取った比率を維持できたのは重要な事です。さらに他の病棟や機関では、仕事量を軽減するため三百人の看護師が新たに雇用されることになりました。また契約には有給出産休暇など、たくさんの雇用エンタイトルメンツ（法律上の要件を満たしていれば社会サービスの給付を得られる絶対的権利）を改善したのです。

看護師たちは交渉会議の場を去る時、アレサ・フランクリンの名曲「R・E・S・P・E・C・T（リスペクト～敬意をみせて～）」を高らかに歌っていました。

三カ月続いた争議運動のあいだに、三千五百人の看護師がANFビクトリア州支部の会員になりました。そのうち四十八％が三十五歳以下でした。ビクトリア州の看護師の新世代が「ベッド閉鎖」の方法を学び、生まれて初めて団結した人々の力を実感したのでした。

二〇〇七年十月二十五日、争議が終結し看護師が「リスペクト（敬意）」を獲得したあの日にホームページ「Fund Nursing Properly」に投稿された、若き看護師のコメントにこう書いてありました。

「卒業したばかりの私には、なんだか他人事のようだけど……たくさん勇気をもらい、たくさん学ばせてもらいました……立ち上がり、団結し、勝利したすべての看護師に、おめでとう！」

リサ・フィッツパトリック　ディビジョン一（一級）看護師、オーストラリア・メルボルン出身。二〇〇一年から二〇〇九年にANFビクトリア州支部で対外責任者を三期にわたり務める。二〇〇一年、ビクトリア組合運動の類稀な功績を称えられ、オーストラリア建国百周年記念メダルを受賞。

34　声を持った貴婦人

ジャンヌ・ブライナー

今から百年以上前、「ランプを持った貴婦人」という看護のバイブルで、かのフローレンス・ナイチンゲールは人間の命と看護師の仕事についてたくさんのことを語っています。新世紀に入り、ヘルスケアシステムで働く医師以外の人々を軽視、あるいは無視するマスメディアに、看護師たちの声はかき消されています。

二〇〇四年、この問題を打開しようと、私は『やさしく抱き上げて——優秀な、輝く、記憶に残る看護師たち』を出版しました。その中で私は詩を執筆し、一人称で書かれた物語で、現在、過去、未来における看護師の仕事に対する無知や誤解に向き合い解決していこうとする看護師が描かれています。

執筆のきっかけは、サウスカロライナ州の元看護師で助産師モード・カレンです。彼女のことをまったく知らなかった私に「本を書く」勇気を与えてくれたのでした。初めてこの「友情」に出会ったのは、私が大学の研究資料室内の定期刊行物が並ぶ本棚で、モードの記事に出くわした時でした。写真家W・ユージーン・スミスが、亡くなるその日まで南部の田舎で社会に貢献したこの素晴らしい女性を写真におさめていました。モードに感化され、私は十四行詩を書きはじめたのです。どのように物語に描いた看護師を選んだのか、聞かれることがあります。私はいつもこう答えます。

「彼らが私を選んだのです」

例えば、資源ゴミを片付けている時に、ふと目にした新聞に看護師の写真を見つけたり、ある老人の記事を読んでみると、たまたまそれが看護師であったり。ただこういった小さなものが私の目をとらえ、もっと詳しく知りたくなったのでした。

私は自分が彼らの人生を歩んできたように執筆してみました。

「常に好奇心を忘れない」

どうして看護師になったのだろう？　看護師について知るべきことは？　仕事を辞める、または続けようとさせたものは何だったのか？　私たちの命を削り、世界を壊していく外的要因とは？　数年後、看護の表情はどう変わっていくのだろう？　現状はどうだろうか？

本の中には多様なキャストを配したいと思っていました。また、看護師に関する国際的な問題や関心事にも言及しようとしました。なぜなら、看護師の仕事に国境などないのですから。

アパラチア地方生まれの白人である私が、一九二一年にアラバマ州の田舎で黒人として生まれたヘレン・アルバートの顔見知りであったはずはなく、私は取材を敢行しました。

アフリカ系アメリカ人の偉大なる移住の歴史において、ヘレンはオハイオ州トランブル郡で初めて雇用された黒人の看護師でした。辛い少女時代を送った彼女にとって、南部の人種差別はただ法律の支配的措置ではなかったことを知りました。それは野蛮で卑劣な地域一掃政策であり、非情にも人間がただ二つに分けられていったのです。「白人はこっち、〝黒いの〟はあっち」といった具合に。人種差別は、飲み水やトイレ、校舎など次々と不公平に分けていきました。ヘレンは暑い日差しのもとコットン農場で一日中働き、同時に白人の医師である雇い主の家で彼の家族に仕えていました。後に彼女が看護師になるための教育を受けることになったのは、この関係があったからでした。取材のあいだ、私は彼女の淡々とした事務的な口調に聞き入っていました。

人種の壁のせいで、彼女は看護実習を申請しても受け付けてもらえませんでした。一年後、彼女の雇い主だったマーチン医師が学校の職員と話をつけ、やっと入れてもらえたのです。ヘレンはクラスでトップの成績で卒業しました。一度目の認定試験で失敗したもののあきらめず、二度目に合格しました。国際的に認められた看護師、ヘレンは六十年間看護活動と社会貢献に努め、八十七歳になるまで現役で働きました。

八十三歳のエステル・ガンドリーに出会ったのは、同僚の紹介がきっかけです。エステルは私の家から五十キロと離れていないこぎれいで小さな家に住んでいました。そこには年老いた「ジェニー」の遺した第一次世界大戦時のアルバムやメスのセット、水筒やフォークが手入れの行き届いた状態で並んでいました。彼女はウェールズから石炭鉱業の町ペンシルバニアに移住した家族の話をそれは幸せそうに話すのでした。彼女はジェニーの遺した写真の中から数枚を選んでみせ、両親が若くして亡くなったことを教えてくれました。孤児となった彼女と四人の姉妹は最終的には全員養子として引き取られたのですが、ちゃんと教育を受けたのはジェニー一人だけだったのでした。

ジェニーのアルバムを広げ、余白に書かれた悲惨なコメントを読み進めていると、あっという間に夜となっていました。

「彼（パイロット）は最高の殉職者」

「骨折病棟での親友」

「パーシング誘導弾が来た」

慎重に書かれたジェニーのコメントは、後にこれを読む者に宛てたものでした。私たちのためです。エステルの家からの帰路、私は野戦病院に横たわるイギリス軍兵士や外国の戦争での死傷者、そしてかつてヨーロッパが対立していた初期の時代にナイチンゲールがそうしたように、彼らを看護していた若い看護師たちのことに思いを馳せたのでした。

何と幸運だったのでしょう。救命救急室で働いていた時、アイルランド出身の定年退職した看護師に出会ったのです。私はいつも患者に話しかけます。もし、もう引退しているのなら、昔どんな仕事をしていたのかを尋ねるのです。

ノーラ・メアリー・カルモディ・マクニコラスにも、私は同じ質問をしました。彼女はベッドに腰掛け、寄りかかってこう言いました。

「信じられないかもしれないけど、私も看護師だったのよ」

彼女の緑色の瞳は輝いていました。私たちはすぐに仲良くなりました。入院中もよく一緒に話し、その後彼女の終《つい》の住み処となった日常生活動作支援介護ホームも訪ねました。

ノーラが一人で大西洋をわたりアメリカにやって来たとき彼女はまだ十四歳、多感な年頃でした。看護師になったのは、それからずっと後です。末っ子が十歳になる前、彼女は看護師になろうと決意しました。五十歳で学校に通いはじめ学位を取りました。

よく二人で話したのは、解雇についてでした。彼女にはまだ美しいアイルランドなまりがあり、私にはまるで音楽のように響くのでした。しかし彼女にとってそれは重荷でしかなく、消してしまいたい民族的特徴だったのです。ノーラは、大卒の子どもたちや孫のことは誇らしく話すのですが、故郷の話となると、悲しげな口調になり、過去の思い出に気を重くするのです。

「アイルランドは美しい国よ。でも貧しい国なの。自然はたくさんあるけど、仕事はそう簡単に見つけられないわ」

彼女の声は次第に弱々しくなり、最後には大きなため息が病室に響くのでした。それはすべてを物語っていました。母親の命を奪った病、失意の少女時代、荒廃した土地とほとんど絶望的な村、わらぶき屋根の古い家々、崩れ行く壁……。

看護師自身も、彼らが看護する人々も同じ人間です。しかし勤務中は立場が異なり、そうも言っていられません。彼女たちの経験を通して、私が読者に知ってもらいたいことがあります。

「ヘルスケアという他の職業とは異なる仕事に就くまで、私たち看護師にどんな背景があり、現在の人物像になったのか」

私たちは消防隊員や警察官とは違います（いまだこういった職業では男性が目立ちます）。しかし彼らと同じく、私たちは勇敢です。私たちは人間の命を救い、守り、奉仕します。私は彼女たちの取材ができてとても光栄でした。彼女たちは、人種差別や身体的障害、家族を養う責任感、戦争の危機、そしていまだ続く女性差別を乗り越えてきた、本当の勇者なのです。

ジャンヌ・ブライナー　看護師、救命救急看護師資格。三十年のキャリアを持つ看護師で、トランブル記念病院看護学校とケント・ステイト大学オナーズカレッジ卒業生。

35　ターミネーターをやっつけろ！

ヴィッキー・バーミューデス

二〇〇四年、カリフォルニア州の看護師が大結集し、アーノルド・シュワルツェネッガー州知事に対する抗議運動を起こしました。患者の安全を保障する、看護師対患者比率の法案を州政府は否決しようとしていたのでした。カリフォルニア州の看護師はアメリカ中のメディアに顔を出していました。「もしかすると世間の人々に、自分は〝看護師らしからぬ〟あるいは〝プロらしくない〟と思われてしまうかもしれない」と心配する看護師もいました。

当時私はカリフォルニア州看護師協会（ＣＮＡ）の規制政策専門スタッフをしていました。法的措置を考える会議で同僚だった看護師幹部とお茶をしていた時です。彼女は単刀直入に私にこう尋ねました。

「私たちの仕事って、看護師のイメージアップに役立っているのかしら？」

現在、ＣＮＡの看護師は、かつて医師や雇用者の思惑やプロの基準として示されてきた医療モデル通りの「医師の侍女的存在」ではなく、昔の看護師のイメージにはあまり当てはまりません。看護師たちは最初に決定していた看護師対患者比率法案をアメリカ合衆国全土に浸透させようとしていました。十年間の争議を経て、法案が一九九九年に可決、制定されました。しかしそれは長くは続きませんでした。二〇〇四年一月、カリフォルニア州健康福祉課（ＣＤＨＳ）の州内病院人事基準と行政規則制定要項に従い、新しい比率が実施されました。二〇〇四年一月に新比率は実施されましたが、翌年一月と二〇〇八年の二度にわたり改正されました。

新比率実施の二ヵ月前、新しく州知事となったアーノルド・シュワルツェネッガー氏により、突然前触れもなく州内すべての立法行政が停滞しました。彼は前任で、新比率法案の実施にサインをしたグレイ・デイビス前知事の退陣後に選出されました。州政府の新比率法案は、選挙前の二〇〇三年九月二十六日に最終可決され、行政機能に関する見解の一部として新比率の規定を断念したい医療事業者からの重圧があったにもかかわらず、押し進められました。

二〇〇三年十二月、新比率実施の数日前、ＣＤＨＳが用意した「よくある質問」の中に、新しく「食事や休憩の時間も最低限の比率は守られるべき」という想定外の要求が記載されたため、カリフォルニア州ヘルスケア協会（ＣＨＡ）は、ＣＤＨＳのこの行為に対し訴訟を起こしました。ＣＮＡは、この比率法案を弱体化させようと長年繰り返されてきたしわ寄せが病院に悪影響を与え、乳児患者比率を悪化させないようにＣＤＨＳと共に戦いました。訴訟は五ヵ月後、二〇〇四年五月二十四日に終わりました。高等裁判所のゲイル・オハネシアン判事は、判決をこう締めくくりました。

「休憩時間も比率を守らなくてはならないのは、今にはじまったことではない。あらゆる誤解も看護師対患者比率を無意味にしてはならない」

比率法案は二度目のチャレンジにも持ちこたえたのですが、私たちはそれでも医療業界を止めることはできないと分かっていました。十一月四日には、二〇〇五年までに外科医療で段階的に比率を導入するのを中止し、救命救急室における比率低下を実施しようとする「救命救急の比率」が提出されました。それを知った私たちは、またショックを受けてしまいました。ＣＨＡに対する判決からはまだ六ヵ月も経っておらず、新比率自体も一年と実施されていません。ＣＤＨＳが持っている、「救命救急比率」に彼らの介入が必要だという根拠は、ＣＨＡ自身が考案したメディア向けの運動での活動をまとめたただのスクラップブックのような物でした。この最悪の行為はＣＮＡの看護師を州規模の抗議運動へと駆り立て、裁判所へと誘ったのでした。しかしながら今回のＣＮＡは、ＣＨＡに対抗して訴訟に協力した弁護士事務所を起訴したのです。これはまったく前代未聞でした。

ある種「職務執行令状」のような訴訟をはじめたＣＮＡは、山のような証拠や陳述、概要などの書類を高等裁判所のジュディ・ハーシャー判事に提出しました。州知事、ＣＤＨＳ、ＣＨＡの弁護士は弁護団となり、ＣＮＡに対し力を合わせて戦いました。規制政策専門スタッフであり看護師でもある私は、ＣＮＡの弁護士のために陳述を用意しました。カリフォルニア州看護師就労規則と病院施設における安全な患者ケアを提供するべき看護師の役割、「患者の擁護者であるべき」という理念に沿った看護師の義務に基づく、患者との関係の重要性を法廷で説明できるような陳述を考えました。比率規定法案を実行するには、非常に多くの書類を読み通さなければなりませんでした。インターネットの「検索」アイコンが私の新しい親友になったほどです。州の公文書保管所と自分のオフィス、そしてCNAの事務所と証拠書類が提出された裁判所を往復する日々が続きました。

ＣＤＨＳのこの件に関し、行政機関は法解釈についての疑問を快く受け付けてくれましたが、法廷は彼らの法解釈を会社側の法解釈に置き換えるのには消極的でした。つまり、この規定法案を巡って弁護士事務所を起訴した側の誰にとっても、裁判が有利に進むはずでした。さらに幸運なことに、弁護士事務所が報復行為を制限し、法解釈における最終決定権が裁判所にあるような法的順位がありました。裁判所の最終判決を留保する差し止め救済のため、ＣＮＡは注意深く言葉を選んで請願書を作成しました。その後の判決でハーシャー判事は二〇〇五年三月四日に差し止めを許可し、「ＣＤＨＳは新聞記事などから入手した伝聞証言に頼っており、内容が真実かどうか定かでない」と発言しました。裁判所は彼らの職権濫用を認め、「救急救命比率」の決定は任意であり、気まぐれであって、支持するに足る証拠がないとの判決を下しました。

以上の理由で、裁判所はおそらくCNAが勝訴する可能性が高いと確信しました。実質的に、「外科医療における看護師一人当たりの患者数を常に五人以下にするべき」との比率法案は、実施まで三ヵ月かかったとはいえ、全病院で実行されました。また救命救急室は、新比率が判決で決定されて、以前の比率に引き戻されました。法廷で判決を読んだ私は、会社と州知事、病院という組織に勝訴したその勝利の大きさに昂然としました。この判決が患者と、彼らのケアをする看護師たちにとってどんなに重大なことか、よく分かっていました。

最終判決は、ＣＮＡの要求を擁護した三十三ページにわたる素晴らしく理論的な判決でした。法廷で法と証拠をめぐり幾度となく議論された後、二ヵ月後に実施されるはずだった救命救急の比率は無効（禁止）となったのでした。私は何度も判決を読み返しましたが、読むたびに政府の不当行為に抗議して立ち上がった看護師を思い出して身震いしたのでした。ハリウッドでの知名度を頼りに当選した州知事や病院のスポンサーたちは「安全な患者ケアをなかなか勝ち取ることができなかったが、政治の駆け引きには屈しなかった看護師たち」の怒りから自分たちを隔離しようとしていました。政府はそんな彼らに加担し、患者を傷つけようとしていたのでした。

看護師として働いてきた四十年間、私が最も幸せだった体験は臨床にあったといつも感じています。ほとんどの時間を法廷で過ごしてきた小柄な私ですが、カリフォルニア州看護師協会が行政の力に屈せず勝利したのは、私の看護師人生で一番の幸福でした。

「役所に勝つなんて無理」と言う人は、看護師が団結した時の本当の強さを知らないのでした。「看護師と患者に対立する時、そこには政治的安息はない」と、カリフォルニア州知事は辛い経験を通して学んだのでした。

ヴィッキー・バーミューデス　看護師。四十年間の実務経験をもつ。カリフォルニア州看護師協会の労働者代表で規制政策専門スタッフを務めた。現在、カリフォルニア州ローズビルのカイザー財団病院、新生児集中治療室に勤務。

36　看護師の医療政策

カナモリ・ユウコ

私の経歴は皆さんとは少し異なります。日本に生まれ、私はそこで看護学校に通い、看護師の資格を取りました。卒業してすぐにアメリカに行き、ジョージア・カレッジで社会学を学びました。

予想はしていましたが、ジョージアでの生活は日本とはまったく違いました。現地に着いた私は、また看護を勉強しようと思っていましたが、ふと、こう考えたのでした。

「新しい文化の中で、その文化を知らずに患者ケアができるのだろうか?」

さらに、すでに看護師の学士程度の学位を取得していた私は、アメリカで看護師になるために看護学校に改めて通う必要がありませんでした。そこでアメリカ文化について学ぶため、社会学を専攻しました。

社会学学士を修了しカレッジを卒業して、私はサンフランシスコに向かいました。そこでは、看護かヘルスケアに関連のある仕事についての研究補助をして働こうと思っていました。患者擁護や看護教育、医療政策にまつわる仕事をしたくて新しい仕事を探している時に出会ったのがカリフォルニア州メンロパークの非営利団体でした。その使命は「人々の健康への貢献」でした。団体はある日本企業からの支援を得ており、医師やビジネスマン、臨床研究者などで構成されていましたが、女性のスタッフはいませんでした。私は幹部の秘書をする予定でした。本当はこの仕事に就きたくはなかったのですが、こう思ったのです。

「でも考えてみれば、この先また仕事が見つかるかどうか……この団体は面白そうだし、大きな使命を持っている。もしかすると将来は自分でプロジェクトを立ち上げて幹部秘書以上の仕事ができるかもしれない」

幸運にも就職が決まり、幹部秘書の仕事をはじめました。団体に所属する看護師は私一人だけでしたが、健康向上を目指すこの組織は、もっと看護師の観点を取り入れるべきだと感じていました。スタッフは私一人だけの意見でも大切にしてくれました。ある日、スタッフの目を看護に向けさせる絶好のチャンスが訪れました。それは私の上司である日本人医師が、会議の議題としてアメリカ人と日本人をつなぐ何かいいアイデアがないか、私に相談した時です。会議の準備から看護専門家との相談までついて回る団体上また職業上の立場などは考えるひまもなく、私の会議のテーマを提案しました。

「看護の観点からみたヘルスケア・システムの再構築」

二〇〇七年当時のアメリカは大統領選のまっただ中で、「ヘルスケア再構築」を掲げるヒラリー・クリントン上院議員などの候補者が顔を揃えていました。折も折、マイケル・ムーア監督の映画「シッコ」（アメリカの医療問題を暴き、痛烈に批判した映画）が世間の注目を集めていました。

私は看護師の目線からヘルスケア・システムを議論できるフォーラムを開催し、海外のヘルスケア・システムとその問題に関してより多くのアメリカの看護師に学んでほしかったのです。

最初のチャレンジは団体の重役の説得でした。前述の通り、その団体で私はたった一人の看護師でスタッフのほとんどは男性、そしてその多くが日本人医師でした。日本においては、看護師が政策に関与することはほとんどありません（もちろん日本看護師会は医療政策に注目してはいます。しかし看護師自身は現場により重きを置いており、医療政策よりもヘルスケア・システムの再構築を優先します）。日本からの看護師もこの会議に出席していました。その中の何人かは、

「なぜ看護師がヘルスケア・システムの再構築について学んだり、話す必要があるのか分からない。それは私たちの仕事ではないでしょう？」

と言うのでした。プロジェクトのアイデアを上司の医師に話してみると、同じことを言いました。

「看護師がヘルスケア・システムを語る必要があるかね？」

私たちは何度もアイデアについて議論を重ね、ついに、

「上司とスタッフの説得には誰かの助けがなければ」

と気づきました。カリフォルニア大学サンフランシスコ校の看護専門家を訪ねました。日本でもアメリカ

人教授の多くは高名なので、彼らの協力があればどうにかできると思いました。しかし私は躊躇《ちゅうちょ》しました。「パトリシア・ベナーやウィリアム・ホールゼマーなど有名な学者に会いに行こうとしている、私こそ一体何者なのだ？　その資格があるのか？」

ですから彼らからメールの返事が来た時は驚きました。さらに驚いたのは、彼らが私と上司に会ってくれて、看護師の視点からヘルスケア・システムを見直すのがいかに重要かを上司に話してくれたのでした。

会議の件で上司の許可はおりたのですが、その後も仕事はたくさんありました。宣伝活動、会場のセッティング、演説者との交渉、記録……実現の道は遠いものでした。しかしその心配は消えてなくなりました。日米からおよそ二百人の看護師が会議に出席し、演説者はイギリス、カナダ、日本、そしてもちろんアメリカからもやってきました。

演説者の決定は簡単ではなく、なかには政略的だったり、物議を醸《かも》すものもありました。例えば、私にはカリフォルニア州看護師協会（ＣＮＡ）と全米看護師協会（ＡＮＡ）の不仲など、知りませんでした。また、カリフォルニア大学サンフランシスコ校（ＵＣＳＦ）では、一九九〇年代にＡＮＡからＣＮＡが離脱したために、ＣＮＡを疎《うと》ましく思っている人が大勢いることも知りませんでした。私は会議企画者としての自分の技量に限界を感じていましたが、諦めませんでした。このような「古傷」を一度知ってしまうと、彼らにもう一度同じ場に集まって座ってほしいと心から願うのでした。日本人であるのを利用すれば、うまく行くかもしれないと考えました。私はどんな協会にも属さず、どちらの味方でもなく、中立の立場でした。おそらく彼らは、私が日本人だから昔のことを何も知らないと思ったのでしょう。そう思われたおかげで、彼らは和解したのでした。

政治的関係性をまったく知らなかったため会議の宣伝活動にも苦労しましたが、それでも前進あるのみでした。ひたすら病院に電話をかけたのです。返事が返ってくることもありました。もちろんそうでないことも。私の英語を理解してくれる病院もあれば、説得に苦労した病院もありました。

会議の当日、二百人の看護師と看護学生を前にして、私は興奮しました。数日間寝不足が続いていたため、身体的疲労はピークに達していましたが、この会議の責任者である幸せと誇りで心は踊っていました。

私にとってこれは始まりに過ぎません。日本では「看護師はヘルスケア政策など知る必要もない」と教わってきました。しかしこのヘルスケア政策会議に看護師を参加させようと私の団体を説得し、私自身もっとこの分野を知り尽くさねば、と考えはじめました。今私はUCSF看護学校でヘルスケア政策を学んでいます。もし日本で看護学生をしている時代に私が誰かにそう言ったら、きっとみんなは「クレイジー」だと言ったでしょう。

カナモリ・ユウコ　看護師。群馬大学で看護師資格を取得。ジョージアサウスウェスタン州立大学の社会学学士。カリフォルニア州において非営利団体の看護プログラム開発マネージャーと幹部秘書を務め、現在カリフォルニア大学サンフランシスコ校看護学校で医療政策を学ぶ。

37　自慢してみたら？

グドルン・オルスタインスドットリ

ある夜、アイスランドはレイキャビクにある私の自宅に五人の友人――看護師三人、准看護師一人、検査技師一人――を招き、ブリッジに興じていました。私はその夜を楽しみに待っていました。しかし、なぜかそわそわして集中できません。その日の昼に起こった事をみんなに話したかったのです。その日、私はまず助からないだろう急患の命を救ったのでした。しかし看護師として私は、仕事で何かいい事をしたからと言って人に話すような性格ではありません。実際こんな事は日常茶飯事なはずで、「命を救ったんだ」など、ただ自慢しているように思われるのが嫌でした。

友人の一人、マイヤがその日二度目の「あがり！」を叫んだ時、私は驚いてしまいました。もう一人の友人、ヘルディスは眉をひそめました。何か言ってやらないと、と思った私は思わず「今日人の命を救ったの！」と口走ってしまいました。みんなが一斉に私の顔を見ました。そして詳しく話すように言うので、私は気分をいくらか楽にして話したのでした。

三十年以上看護師をしていますが、今は高齢者施設に勤務しています。そこでは患者の状態に合わせて看護ケアや長期ケアを提供しています。看護ケアなしの生活が非常に困難な患者は二十人、レベルは異なりますが自立している患者は五十人以上います。その日の勤務は午前からの仕事で八時に始業しました。いつものように、その日も何が起きるのかまったく予測できませんでした。それほど忙しくなく、楽しんでさえいられる日もあれば、時には大変な忙しさの中、経験を生かしての仕事を求められる日もあるのです。

この特別な日、私は看護師二人、准看護師二人、看護アシスタント一人と仕事をしていました。休憩時間、一階のナースステーションで腰掛け、デスクワークをしていました。すると突然、私の携帯に内線がかかってきたのです。

「一階の喫茶室にすぐに来てちょうだい！」

電話口のスタッフはうろたえた様子で叫ぶと、それだけ言って電話を切ってしまいました。何か悪い予感がしました。私は看護師を一人連れて階上へと急ぎました。

駆けつけた私たちが目にしたのは、テーブルでコーヒーを飲んでいたお年寄りたちと、車いすに乗った白髪の女性におおいかぶさったスタッフ。その老人は昏睡状態で、唇は青く呼吸も停止していました。他の患者たちはコーヒーを飲むのも忘れて目の前の光景をおそるおそる見ていたのです。

「ドーナッツを喉に詰まらせたんです」

「背中をたたいて、ハイムリッチ救命法も施しましたが、効果はありません」

准看護師が言いました。

「もう手遅れだよ」

誰かがそう言ったのが聞こえました。

このとき、救命救急ユニットでの経験と鍛錬《たんれん》が役に立ちました。私は車いすを摑むと、准看護師に彼女の頭を支えるように言いました。処置にはもっと広い場所が必要だったので、大急ぎで彼女を運びました。

「アンビューバッグ（蘇生器）と酸素を！　それから救急車を呼んで！」

私はそう叫びました。周りのスタッフはすぐさま行動しました。看護師が蘇生器を、誰かが酸素を持ってきているあいだに、別のスタッフが救急車を呼びに行きました。人は、誰かにてきぱきと指示された方が仕事が簡潔にできるのだと気づいた瞬間でした。

女性は私の目の前で窒息しています。今までやった事がない事をしなければ、と思いました。数年前、救命救急ユニットで同じような状況に陥《おちい》った時、ある麻酔専門医が素晴らしい処置をしたのです。私は念のため、イメージトレーニングでそれを何度も練習していました。救急車を待っている猶予《ゆうよ》はありませんでした。彼女に残された時間はせいぜい二、三分。さもなければ……。

救急カートから喉頭鏡とマギール鉗子を取り出した私は、准看護師に彼女を固定するように言いました。首を後方に傾け、舌に沿って喉頭鏡を挿入します。咽頭に光を当てると、そこに食べ物が留まっているのが見えました。喉頭鏡に沿わせながらマギール鉗子を挿入。その小さな一口大のドーナッツを捕まえようとしました。最初の一つかみで一部分が除去できたため、完全にきれいになるまで何度かそれを繰り返しました。次にアンビューバッグで酸素を大量に肺に送り込まなくてはなりませんでした。数秒後、とはいえ非常に長い時間のように感じましたが、彼女はうなり声をあげ、部屋中の人々がそれを聞いたのでした。その瞬間、どんなに皆が幸せになったか、言葉にはできません。ゆっくりと彼女は呼吸をはじめました。医師を乗せた救急車が到着した頃には、彼女は意識も戻りはじめていました。彼女は病院に搬送されましたが、数日後元気な姿で戻ってきたのでした。

自宅にいた私の友人たちは拍手し、私を抱きしめました。目に涙を浮かべるものもいました。私たち看護師は、仕事上起きた大事な事を話さないように教わってきました。仲間内でさえそれは同じです。しかし私はもっと話すべきだと思います。そして、もっと自慢してもいいのではないでしょうか。

グドルン・オルスタインスドットリ　看護師。一九七四年アイスランド・レイキャビクのアイスランド看護学校卒業、看護師となる。現在もレイキャビクにて勤務を続ける。

38　会長の策略

キャロル・ブロント

私が七十四歳のとき、看護師をはじめて五十二年目のことです。私は長いあいだ看護師以外の人と「看護」について話した事はありませんでした。同年代の看護師と同様、私も仕事の自慢話をしないように教わってきたのでした。しかし七十歳になった頃からか、たくさんの本を読み十分な経験を積んで、そろそろ変化の時――口を開く時――がやって来たと感じました。

チャンス到来は二〇〇五年のクリスマス・パーティ。私のファイナンシャルアドバイザーが招待してくれました。招待客はスーツにタイのビジネスマンと赤いきらびやかなドレスを着た女性たち。私たちは少年合唱団のクリスマス・キャロルを聴いていました。クリスマスツリーは白い光をまとい、ウェイターたちがカナッペやエビのカクテルをトレーで運んでいました。人々はパンチを飲んでにこやかに話していました。

私は初対面の夫妻と一人の男性の会話に入っていきました。手短に自己紹介をしたあと、夫妻が席を外したため、私は男性と二人になって、私たちは「職業は？」などと会話を交わしました。自分が在宅看護をする看護師だと言って、

「看護師が在宅看護でどんな仕事をしているのか、ご想像がつきますか？」

「お手伝いか何か、かな」

そう言う彼に、私は仕事の内容を簡単に説明しました。

在宅での看護師は医的症例管理者（入院・手術における査定や決定、退院後の通院などの措置を監督するケース・マネージャー）と同等の仕事をしていて、患者が自宅で受ける看護のすべてを自分で決定、監督します。医師の退院許可に従い、適切な看護判断のもとで技術的処置を行います。また患者の経過を監督しながら

患者のかかりつけ医師に状態の変化を報告します。必要に応じて、患者の家族に傷の手当や糖尿病管理、医薬品の説明、自宅での安全性についても教える事があります。家庭で転落をした場合は、再入院や病状の変化などで、医療費がさらに必要になります。問題を早期発見できれば、自宅での治療が可能な症状であれば入院を繰り返さなくてもよいのです。

その男性と私は、ここ数年病院での患者の入院日数が減少している裏側で、在宅介護の役割がいかに大きくなってきたかを、話し合いました。

そのあとで、病院に勤務する彼の仕事を尋ねてみました。

「資金調達ですよ」

先日届いた郵便物にあった、病院の資金集めのパンフレットを思い出し、私はこう言いました。

「それではあのパンフレットを変えるまで、私からは一セントも得られないことを承知しておいて下さらない？　私、頭に来てゴミ箱に捨ててしまったわ」

男性は驚いた様子でした。

「どうして？　何か間違いでもありましたか？」

「だって、医師の写真しか載ってないんですもの。ページをめくってもめくっても医師の顔。名前と専門と経歴が書いてあって。看護師の写真があるかと思って裏返してみても、また別のスタッフと仕事内容。そのうえ隣のページに、またまた医師の写真が出てきたんです。自信満々に笑っている男性ばかり！」

その男性は黙って聞いていました。私は臆せず話しました。病院の資金調達担当者と話して自分の考えを伝えるチャンスなど、そうないのですから。私は続けました。

「病院が誇りを持って強調するべきチームワークはどこに書いてありました？　世の中の人々はどんなプロがチームを組んで仕事をしているのか、どう貢献し、ケアしてくれるのかを知りたいんです。病院で彼らをケアしているのは看護師で、だからこそ人々はパンフレットで看護師の顔も見たいはずですわ。あのパンフレットにはそんなことがひとつも書いてないんですもの」

男性は注意深く聞きながら、私の意見に納得していました。

私たちは周りのパーティ客のことなどそっちのけで会話にのめり込んでいました。そして私はこう切り出しました。

「資金調達で具体的にどんな仕事をなさってるの？」

彼は名前を名乗り、こう言いました。

「私は病院の取締役会長なんです」

私はびっくりして息をのんでしまいました。そして、

「お会いできて光栄ですわ」

やっとのことでそう言ったのでした。さらに驚いたのは、彼がこう言ったからです。

「今夜はもう帰って、パンフレットのことを調べてみよう。このパンフレットの制作責任者をよく知っ

ているんだ」

彼ほど聞く耳を持った取締役会長（ＣＯＢ）は珍しく、私は幸運でした。看護師の仕事や、世間にその存在意義を分かってもらう重要性を説明できました。私は彼と交《か》わした会話を無駄にしないよう役立ててほしいと願うのでした。

「おやすみ」と「メリー・クリスマス」の言葉を交わして彼は家路につきました。

数日後、彼から電話がかかってきました。彼は私の意見を取り入れて、病院内のあらゆるスタッフに焦点を当てた、新しいパンフレットがもうすぐ出来上がる、と言ってくれたのでした。彼があの会話を役立ててくれたことに感謝し、新しいパンフレットを楽しみにしていると伝えました。

もう一度彼に会うとは思ってもいませんでしたが、世の中は驚きの連続。翌年の春、病院のスタッフなら喉から手が出るほど欲しいと言われる、年に一度勤続五年以上のスタッフを招待するディナーパーティの招待状が届いたのです。会場のホテルに入ると、私はＣＯＢに会えないかと期待していました。ある有名な看護師で患者擁護者である人物が看護師デーの日に私が勤務する病院で講義をすると聞いていました。私は彼を招待したかったのです。バーの近くで人ごみの中に彼を見つけ、近づいてこう言いました。

「覚えていらっしゃいますか？　私キャロル・ブロントです。あなたの最初のパンフレットが気に入らなかった、あの看護師です」

「もちろんですよ」

彼は満面の笑みで答えました。何とも幸先の良い反応でした。

「五月の看護師デーに、病院で講義があるんです。講師は素晴らしく、院内外の看護問題について知識のある方で、きっと解決案を頂けますわ。来て下さいますわね」

返事を待つ一分間が、永遠のように感じられました。そして彼は答えました。

「お誘いありがとう、光栄です。日取りを書いたメモを送ってくれませんか？　秘書に聞いてその日を空けておきます。それから院長も行った方が良いでしょう、招待しておきます。よろしいですね？」

思い切った行動に出たものだ、と我ながら思いましたが、もう後戻りはできません。

「でも僕が講義に行くには一つ条件があります」

不安がよぎりました。

「君が僕の隣に座ってくれませんか」

それを聞いた私はほっとして、快諾しました。

ディナーでは同僚たちが興味津々と聞いてきました。

「COBに何を話したの？」

「看護師デーの講義に誘ったのよ。多分来ると思うわ。院長と一緒にね！」

ある看護師はこう言いました。

「あなたがそんなことをしたなんて、信じられないわ」

「どうして？　彼にも看護問題と私たちが直面している課題を知る権利はあるわ。看護師デーはうってつけじゃない？」

そして五月の看護師デー当日。彼は本当に講義にやって来て、私が迎えたのです。院長を予定通り招待してくれたのですが、スケジュールの都合が付かず出席できませんでした。私たち二人は最前列に座りました。

ＣＯＢは穏やかに座り講義を聞きながら、時折ノートを取っていました。講義が終わると、質疑応答の時間がはじまりました。ＣＯＢは手を挙げて最初の質問者になったので、私はびっくりしました。質疑応答が終わり、数人の看護師がＣＯＢに話しかけてきました。彼らはＣＯＢが講義に出席したのをうれしく思っていると言いました。そして感想を聞いてきたのです。

「看護のことをたくさん学べてもちろん楽しかった。取締役会で、今日得た情報を話しておきますよ」

その後、私のもとに看護師からたくさんの手紙が届きました。

「仕事に対する姿勢が変わりました。今では患者に対し自分のやっていることを誇りに思います」

「医師との話し方が変わりました。さらに自信がつきました」

と書かれていました。またある看護師は、私がどうやってＣＯＢを講義に連れて来られたのかを質問しました。答えは簡単です。

「まずは話してみること」

この激変は、あのクリスマス・パーティで、私が意見を述べた所からはじまりました。運が良かったのは、あの「資金調達屋」がたまたまＣＯＢだったということです。

新しいパンフレットが出来上がり、病院でチームとなって働くたくさんのスタッフが紹介されていました。看護と病院の経営のあいだにの意見交換の場は大きく広がったのでした。看護師デーのような日がもっとたくさんできるように、私は願いました。

看護師の皆さん、もっと外に出ましょう。話しましょう。もしかすると、ＣＯＢとの会話が、あなたにもできるかもしれません！

キャロル・ブロント　看護師、看護科学学士。一九五四年ボストン子ども病院で看護師資格を取得、一九八〇年ニュージャージー・カレッジで看護科学学士取得。以降二十五年にわたる在宅看護を含め、多くの分野で職務経験を積む。現在ニュージャージー州プリンストンにて人間ドックと健康教育に携わる。

39　高度三万フィートでの救助

アン・コンバーソ

私が看護師になって、もう三十年が過ぎました。ニューヨーク州バッファローの退役軍人局西ニューヨーク・ヘルスケア・システムを今年引退するまで、私は外科医療と静脈注射療法（ＩＶ）専門看護師をしていました。現在私は国立の労働組合で、アメリカ労働総同盟・産業別組合会議（ＡＦＬ-ＣＩＯ）に加盟しているアメリカ看護師連合（ＵＡＮ）の代表を務めています。

私たちの組合では、よくこのスローガンを使います。

「すべての患者に看護師を」

その意味は、患者とその家族全員が、いかなる緊急の判断においても看護師の看護が受けられて、症状の変化を知ることができ、必要に応じて擁護されるべきだ、ということです。看護師のケアが得られないと、命は危険にさらされます。それは病院内であっても、健康を害する可能性のある所なら他のどんな場所でも同じです。

看護師は、勤務中であってもなくても常に臨機応変に対処し、専門知識を活用します。日常の中で看護師それぞれが、「ヘルスケアのアドバイスを求められた」という経験があります。それは時には、小さな問題に関する情報や再確認をしたいというだけの友人や親類。またある時は、街角や事故現場でまったくの他人に対し救命行為をすることもあります。

私は先日、後者の任務をバッファローからフェニックスに向かう飛行機の中で遂行しました。飛行中の高度は三万フィート、客室乗務員が「搭乗中の看護師を探しています」と放送しました。通常このような緊急事態では、まず医師を探し、いなければ看護師を探します。しかしこのとき、客室乗務員は通常の手

順を無視して、

「医師か看護師の方がいらっしゃったら、呼び出しボタンを押して下さい」

と不安げに言ったのでした。

客室乗務員の声色から、事態は緊急を要すると察した私は、すぐに席を立ち、通路を急いでもう一人の客室乗務員が立っている所まで行きました。彼女は、二十代の男性搭乗客に寄り添っていました。男性はジーンズにTシャツ、髪を軍人風に刈り上げていました。彼は通路側に座っており、隣に座っている若い女性は助けを求めながら、彼に意識がないことを教えてくれました（後に彼が軍事警察を退役しアリゾナに旅行に行く途中だったと知りました）。

私は病人の彼をいち早く診察しなくてはなりませんでした。状態を安定させるため、すぐにでも処置をする必要があることが分かりました。脈拍を取ろうとしましたが、弱々しくほとんど感じ取れません。明らかに発熱があり、痛みもあるようで、呼吸は非常に困難な状態です。

間もなく、もう一人の搭乗客がやってきました。彼女は医師で、救助に駆けつけたのでした。乗務員たちがパイロットと緊急着陸をした方がいいか議論しているあいだ、私は女医に血管カテーテルをするように頼みました。そうすればIVの処置がはじめられるのです。彼女が医療キットからその道具を選ぼうとしているあいだに、「医師全員が医療行為をする訳ではない」ことを思い出しました。そして「毎日医療行為をしていてもIV処置しない医師もいるのだ」と。彼女は明らかにやり方が分からない様子でしたが、私にはそれができるのです。

彼女は「できることならどんなアシストでもする」と言って、その場の責任者を私に交代しました。私はすぐにIVをはじめました。彼女はIV処置のセットからチューブを取り出し、他にも必要になりそうなものを並べはじめました。IVを終えると、私は生理食塩水を大量に開け、若い兵士の蘇生を試みました（手動式で肺に酸素を送り込んだのです）。そしてどうにかして意識を回復させようと、体に触れながらできるだけ大きな声で話しかけました。

約二十分後、大量の食塩水を注入し、肺に酸素を送った後、彼の状態は安定してきました。意識も回復しはじめ、脈拍も血圧もずいぶん良くなってきました。すぐに彼は私たちに話しはじめ、オレンジジュースを飲むと、平常に戻っていったのです。

自分の座席に戻った私に、客室乗務員が飲み物を持ってきてくれました。彼女の夫はバイクで大事故に遭い、死にかけたことがあると話してくれました。

「主人の命を救ったのも、ICUの看護師だったんです」

彼女は言いました。

「医師ではなかったんです。いつでも彼の隣には看護師さんがいてくれて、ICUに入院していた十六日間、毎日そばにいてくれました」

テレビや映画、新聞にあるリアルな一場面と同じ場面なんて本当はめったにないのだ、と私は考えていました。代わりに、メディアのスポットライトはいつも医師に向けられているのに、実際の病院（またはこういった緊急事態）では、現場を仕切るのは医師とは限らないのです。ヘルスケアに従事する誰もが、それぞれ貴重な役割を担っているのです。

数日後、私はフェニックスからバッファローへと家路につく飛行機に乗りました。何と、そこにはあの急患の彼が、今ではずいぶんと回復して婚約者と搭乗していたのです！

「何かあったときのために、一緒に座っていてくれませんか？」

彼らはそんな冗談を言うのでした。

この飛行機では、幸い誰も私の助けは要りませんでした。しかし、少なくともこの飛行機に乗っている乗客の一人は断言してくれるでしょう。

「すべての患者に看護師を！」

アン・コンバーソ　看護師。救急外科医療と静脈注射療法（ＩＶ）専門看護師としてバッファローの退役軍人局西ニューヨークヘルスケア・システムで三十年以上勤務。現在アメリカ看護師連合の代表であり、ＡＦＬ-ＣＩＯ役員会にたった一人の看護師として在籍。

第七章　応用研究　～医療の未来のため、看護師にできること～

私は、初めて書いた看護研究に関する記事を、一生忘れないだろう。ボストン・グローブ紙の健康科学面編集者に記事を手渡した時、私は、

「これで看護研究の価値に皆が注目するはずですよ」

と言った。

「看護の何ですって?」

編集者はそう答えた。世間一般の人々と同じように、このジャーナリズムのプロも看護師がどんな研究をしているのか、まったく想像できなかったようだ。医療研究の実施、遂行、観察において、看護師が大変重要な役割を担っていると知って、編集者の彼女は単純に驚いたのだ。

私も看護についての執筆をはじめたころは彼女と同じであった。テレビドラマの「ドクター・ウエルビー」のような医療番組や新聞の健康科学面に取り上げられるようなことがなければ、まさか私に「看護師が研究をする」など思いつかなかった。実際、看護師の中に研究者がいると知ったと

きは私も驚いた。さらに、私たちが医療研究と思っていた研究の中で、看護師がどのような役割を果たしてきたのかを知って、驚きは倍増した。私の親友、キャスリーン・ドラキャップのような看護研究者が、看護師が行う研究の幅の広さ、奥の深さを私に教えてくれた。この章で語る看護師たちは、健康や病気、加齢、人間の脆弱性《ぜいじゃくせい》に関する知識、さらに仕事上での看護師が抱える問題に関する知識を深めれば、看護が広範囲に関与していることを実証してくれる。このために、「医師が一番よく知っている（莫大な資金のある研究プロジェクトの主任研究者でないとしても）」との概念に固執する医師たちに、看護師は抵抗すべき時もある。そして看護師は同時に、看護管理者や看護主任を支持しなくてはならない。こういった役職の人々が、実際に患者ケアを改善できる研究への接点を見出し、その研究を独自に支援しているからだ。さらに、忙しい仲間に代わって業務全体を受け入れたり、厳しい目で研究を進めるように同僚を励ましさえしてくれるのだ。

この章で、私たちは研究とより大きな組織的変化との関わりを理解できるようになるだろう。ここで看護師たちが話しているように、研究の栄冠は「個人的に学問の階段を登り詰め、成功をおさめること」ではない。看護師の功績によって、「私たちのヘルスケア・システムがより経費効率を上げ、人道的になる」のが真の栄冠なのである。そうすれば、優秀な能力を内に秘めてもどかしく働く看護師たちが、実践的で素晴らしい看護能力を発揮する環境を作り出せるのだ。

40　主任研究員の看護師、臨床試験に挑む

キャスリーン・ドラキャップ

今日、患者が抱える多くの問題は、臨床医チームのみで扱われ、判断を下されています。しかし、専門家がみんな重篤患者の複雑な問題を解決できるというわけではありません。これは研究の現場での事実であり、同様に臨床の現場でも事実なのです。臨床の問題は常に多次元で、あらゆる分野において、専門知識を活かしたそれぞれの問題に対する見解があります。

例えば、患者が治療中であれば、研究に薬剤師がいると効果的です。機能障害のある患者には、理学療法士がいた方が良いでしょう。また、たいていの場合、患者には栄養問題がつきものですが、その場合は管理栄養士が必要になります。

看護師は、患者やその家族が問題に向き合う時にどんな修正が必要か、その臨床的症状は何か、どう対処すべきかを知っています。一方、医師は病態生理学の教育を受けていて、診断の方法や病気の治療に関する知識があります。

私はもう何年も、医師や看護師、理学療法士、薬剤師などそれぞれのチームが、こういった患者の臨床の問題でどのように異なった解決法を見出すのかを、研究してきました。

研究を成功させるには、私たちはそれぞれの専門知識を結集するべきだと認識しなくてはなりません。しかし残念なことに、ヘルスケア業界は階層的です。その医療階層制度の頂点には外科医と外科専門医がいます。開業医と小児科医はたいてい自分たちを最下層と認識しています。

このヒエラルキーを上から下まで眺めてみると、古くさい形がいまだに残っているが、今もなおうまく機能しています。病院の仕組みは軍隊のそれに似ています。「医療主任」などの肩書きや、「医師の指示ですから」のような言葉は強力なのです。このヒエラルキーは権限の共有や役割分担の妨げになったり、患者の安全や十分なケアをサポートする関係性をバラバラにしてしまう可能性があります。看護科学者として何か研究する場合は、このようなヒエラルキーに対峙する覚悟が必要なのです。

心臓移植を待つ患者のために心臓病の先進医療を研究していたときの私が良い例です。患者たちの多くは疲労していて、動作範囲にも限界があります。そこで私たちは彼らの元気を保つため、彼らの生活に運動を多く取り入れようといつも努めています。運動をまったくしないと、心臓移植に耐えられる患者の体力が消耗してしまうため、身体能力は大変重要です。さらに、毎日の運動はうつ病に対し解毒剤のような働きがあり、患者の倦怠感を減少させ、生活の質を向上させます。

患者が増加を辿る現状にあって、運動の役割を理解するため、私は医師と管理栄養士、運動生理学者でチームを作り、研究を実施しました。そのテーマは「自宅での十分な監視のもとでできるエクササイズ・プログラムによって患者の運動能力を上げられるか」でした。これは百七十五人の患者を対象に行われた臨床試験でした。そのうち半数（「エクササイズ・グループ」とします）はエクササイズ・プログラムを無作為に行い、残りの半数（「コントロール・グループ」とします）は、日常生活の動作のみ行い、何の運動もしませんでした。私は最初の研究プランを作成したため、主任研究員（ＰＩ）となりました。この研究チームの半数は医師で構成されており、残りが他の分野の専門家でした。

このとき、他にも多くの例がありますが、私も看護研究者が継承してきた歴史ある伝統を思い起こしたのです。数十年前、看護師は研究チームでデータ収集をしていましたが、決してＰＩにはなれませんでした。それに比べれば今回は劇的な変化でしたが、ＰＩであっても、病院内に存在する「医師が指示を出す、医師が責任者である」という固定観念にぶつかります。この研究が病院の移植プログラムに付属する外来クリニックで行われていたので、私がＰＩをしているという事実があるにも拘わらず、このような古くさい伝統がたくさん降り掛かってきました。

私は毎週研究会議を開いていましたが、こういった歴史的な緊張をいつも感じていました。エクササイズ・グループの患者たちがコントロール・グループの患者よりもかなり高い割合で亡くなりはじめた時、機が熟したかのようにそれはやってきました。運動中に亡くなったエクササイズ・グループの患者はいなかったものの、このグループからは九人が亡くなり、コントロール・グループからはわずか三人が亡くなっただけでした。その差は三倍あり、全員を不安にさせました。

疑問：試験を中止すべきか？

外来クリニックの院長で研究チームの主席でもある医師は、「試験を中止し〝試験に参加した患者と同じ症状の場合、運動は悪影響を及ぼす〟との論文を公表するべき」と主張しました。彼は、それだけでも素晴らしく興味深い論文になると思ったのです。しかし私は十二人の患者の死を悼みながらも、この数ではまだ本当の結果は出ておらず、「偶然」の可能性もあると信じていました。私は科学の進歩のためには感傷的になるべきでなく、まだ試験を続けるべきだと反論しました。

私たちは研究の後援者と監査役からなる「データ安全性監査委員会」に相談しました。監査委員会との会議はずいぶん時間がかかりましたが、最後には私の意見に賛成してくれて、試験の続行が決定しました。

試験も終盤を迎え、それぞれのグループでの死亡者数はほぼ同数になりました。エクササイズ・グループでもコントロール・グループでもたくさんの患者が亡くなりました。エクササイズ・グループの患者の死因は運動をしたからではなく、むしろ彼らの病気であることが判明しました。高齢での心不全は死亡率が非常に高く、研究に参加した患者の死亡数もまた、予測されていた割合を超えなかったのでした。

研究チームでこの発見について議論していた時、このチームの共同ＰＩと認められていた医師が、状況分析力や診断力（この場合は問題の認識力と標識力ですが）に長けており、その分析には間違いがないのは明らかでした。もし私が医師のＰＩだったなら、私の役割と研究チーム内での機能はかなり違っていたでしょう。チーム内の関係は良好でお互い敬意を払った仕事ができましたが、時に熱の入った会議になったこともありました。それは試験を中止するかどうかを検討していた時、誰も口にはしませんでしたが、もしかするとあの主席医師が、私たちが彼の話を聞き入れ従うべきだと信じていたからかも知れません。しかし私は科学の基礎的知識の部分では強固に反対しなければならず、同時に自分の立場をはっきりと主張すべきだったのでした。私がこのように断固たる態度を示していると、心臓移植を待つ患者の生活の質を変化させる重要なものが一体何であるのかが、はっきりとしてきました。

ついに、私たちは高齢心不全の患者にとって運動は健康を害するものでないことを発見し、多くの医師が以前から考えていたことを実証できただけではなく、さらに運動が実は有益であることを証明したのです。

キャスリーン・ドラキャップ　看護師、看護科学博士。カリフォルニア大学サンフランシスコ校看護学校学長であり教授。心臓血管疾患と学際的協力に関する著作を多数執筆。心臓疾患患者を試験介入した多くの臨床試験において主任研究者、共同主任研究者を務める。

41　看護師評価員の必要性

テレサ・モレノ・カスバス

スペインの国家レベルの看護研究で主任をしていた時、私は資金集めにとても長く辛い道を歩まなくてはなりませんでしたが、私たち研究チームは絶対にあきらめずに舞台裏で戦術的に対処したため、やっと成功したのでした。これはその私たちの戦いの話です。スペインにおける研究プロジェクトの資金調達には、そのプロジェクトの計画書をアメリカの米国国立保健研究所と同等のスペインの国立機関、カルロス三世健康研究所に提出する必要があります。そこで評価委員会の評価を受けるのです。

残念なことに、二〇〇四年までに研究所の第一回評価委員会と最終決定委員会のメンバーに選ばれた人はほとんど男性医師でした。当初、選ばれた医師たちは看護研究への出資を断ってきました。重要な研究とは扱われていなかったのです。論争を重ねた後、ついに彼らは「看護研究も立派な分野であり国家レベルの出資を受けるべきだ」と賛成しました。しかし、

「すべての看護研究での主任研究者（ＰＩ）は自分たち医師がやるべきだ」

と主張しはじめたのです。

なぜでしょうか？　看護研究について何か知識があるからでしょうか？

断じてノーです！　彼らの言葉を借りれば、

「医師がＰＩをしないと、計画書が真剣に評価されず、最終的に資金が調達できなくなってしまう。出資されるにはこの方法しかない」

のだそうです。看護問題とその研究課題に関する重要な知識がまったくないとしても、医師のＰＩがいなければ、医師である評価員たちは出資を認めず、病院で責任者を務める医師たちも看護研究をさせてくれ

ないのでしょう。

「看護師さん、私は医師なので、あなたの計画のＰＩになりましょう」

誰かからのこの一言が不可欠、というわけです。

私は評価委員会のメンバーを代えない限り、看護師のＰＩのもとで看護研究を実施するチャンスはあり得ないと分かっていました。看護研究者たちが本当の意味で仲間たちに評価されるにはこの手段しか残されていないのでしょう。スペインにおいて研究を再評価する際、看護師が必要なときは、再評価員たちはデータベースによって選出されます。問題なのは、このデータベースに看護師の名前が十分登録されていないことでした。ですから潜在的に、少数しかいない看護師の再評価員はシステムの中に存在していないようでした。

これを変えるには看護師の再評価員をもっと登録しなくてはなりませんでしたが、私にこれができるチャンスは驚くべき方法でした。データベースはどんな人でも入手できる訳ではないことが判明しました。そこで私はまずデータベース修復をすすんで手助けしたのです。私がそれを行っている間に、「数人の」看護師の名前を追加することにしました。

そしてついに約束通りのことをしたのです。私はデータベースを利用者により「親切」に再編集し、看護師「数人」の名前を加えたのです。今ではこのデータベースを利用して、看護師が評価委員会のメンバーやこれら委員会の評価に従って最終決定をする委員会に在籍しています。これにより、私たちは医師の

ＰＩがいなくても看護研究の資金が得られます。そういえば、私がデータベースの再設定を手伝った時に百人の看護師を追加したのを言ったかしら？　本当に「数人」でしょ？

テレサ・モレノ・カスバス　看護師、科学修士、学術博士、スペイン・カルロス三世健康研究所看護研究統一開発部部長。看護研究、知識移転、高齢者など、幅広い分野の著作を出版。主任研究員、共同主任研究員としてスペイン国内、ヨーロッパ全土で多数の研究プロジェクトに参加している。

42　看護師とタッグを組めば……

キャスリン・ロスシュエッツ・モンゴメリ

一九八〇年代後半、私は研究病院で看護主任をしていました。そこではがん治療に関する興味深い調査が、第一相ヒト臨床試験において研究されていました。研究者は潜在的ながん治療として生物学的影響を研究していました。

第一相臨床試験で最大の焦点は毒性とその有効性です。この第一相臨床試験では、患者の血液中の細胞、リンパ球が取り除かれ治療されるため、専用の薬品と組み合わせて治療されたリンパ球を再注入する際、がん細胞を破壊する可能性がありました。そのインターベンション（介入：疾病の予防・治療のために行う治療や行為）は、実験モデルを使用した広範囲な研究であり、今では初期ヒト投与試験ができるまでになりました。この初期の研究に参加する患者と家族には、希望と覚悟がありました。なぜなら彼らの進行がんや予後はただ一つの結末を予測していたからです。それは「死」でした。

この研究の主任研究員（ＰＩ）は腫瘍科専門医でしたが、研究に何年もの努力を重ね、この試験に投資してきて、この新しいがん治療へのアプローチに高い期待を寄せていました。患者に臨床ケアをしている医師と看護師は長い説明会を受講し、科学的研究と臨床での患者のニーズを学びました。

患者の治療がはじまると、看護師が研究に参加してきました。看護師全員が臨床ケア調査と実験的研究の豊富な経験があったので、患者の数人に重大な心理学的症状を認めました。当初医師は「この症状は病気によるストレスか、病気の悪化の兆候だ」と無視していました。症状はすぐに顕著になり、このような傾向はインターベンションを受けた患者にのみ出ていたのです。

その後、患者の数人に非常に劇的な反応が現れました。彼らは攪乱《かくらん》し、時に暴力的になりました。幻覚に苦しむようになり、被害妄想がはじまったのです。中には「看護師が自分を傷つけようとしている」と信じ込む患者もいました。他にも見当識障害を起こし、家族も見分けられないほどの患者もいました。明らかに、患者にここまでストレスを与えるこのような症状は、日常的に起きてはならないものでした。看護師は自分の身の危険はもちろん、患者や家族の安全も危惧していました。

このため、看護師長は、それぞれのケースを広範囲に詳細に照らし合わせ、臨床巡回で発見した症状を見直しはじめました。ＰＩの医師と臨床ケアの担当医は看護師の見解と状況の報告に目を向けませんでした。彼らが看護師の危惧にどう反応したのか、皆さんにはおおよそ予想がつくでしょう。彼らは「行動に見られる心理学的症状はこのインターベンション研究に含まれておらず、こういった行動の素因はがん発症や予後不良をきっかけとしたストレスである」と信じているようでした。

看護師長は看護師仲間と患者の家族とともに検証を続け調査しました。彼らは、どうすれば前例のない臨床状態を管理できるのか、私に指示を仰ぎました。また、患者と家族を守るための適切な手段を取る方法も教えました。彼らは相談し連絡できる精神科看護師を探しました。特に医療の現場で見られる患者や家族の精神科的症状や破壊行動、うつ反応に対処する専門知識を持った看護師を。

看護師長とその仲間の看護師は日に日に悪化する行動の変化を見続けました。看護師にとって、その患者の行動がストレス反応ではないことは明らかで、家族の心配と恐怖も増えていきました。連絡していた精神科看護師は、プライマリー・ケア専門の看護師と一緒になって被害を防ぐ対策をはじめました。刺激物を減らしたり、ガラスや鋭利なものを除去し、患者と家族に完全に信頼のおける看護師を常時配備しながら症状を緩和させようとしました。加えて、看護師は精神科医を配置して援助を求めました。彼ら全員がともに働くことにより、生物学的連動が起こりました。インターベンション研究と同時に、行動に変化をひき起こした脳機能と破壊的、暴力的行為のリスクを神経伝達物質生理学的に研究できるのです。

行動変化とそれを解決する治療法の必要性に関する議論が、がん臨床ケア専門医師と何度も試みられました。その後、看護師長と精神科看護師、精神科医は、独自の臨床巡回を行い、これらの症状が発症した原因について仮説を立て、ＰＩと研究チームに提出しました。最終的に看護師と精神科医は「積極的な免疫学的インターベンションがこの行動変化の起因となっている」とＰＩを説得することができました。

ＰＩは看護師と精神科医に協力し、インターベンションの副作用リスクの早期認識を促進するために、事前診断ガイドを開発しました。さらに彼らと共同で、これらの症状により患者と家族が経験するであろうことを準備しました。

ついに一緒に働く真の「グループ」となった彼らは、「この研究に参加している患者なら誰でも行動的症状を最小限にするための可能な限りの援助が受けられ、患者だけでなく家族や看護スタッフ全員に安心感を与えることを約束する」ことに同意しました。彼らは、愛する者の性格や行動が劇的に変わってしまったのを目撃した時の家族の不安を和らげる、いかなる努力も惜しみませんでした。

患者と家族は、看護師によって臨時で追加された監視状況や精神病薬投与、病室での安全対策を含むプラン開発に貢献しました。単独の研究を乗り越え協力し合い、科学的な傲慢さを捨て去ったおかげで、ＰＩとチームは、この大人数の患者のために専門的ケアの実施要綱を完成させるという結果を出し、今日に至るまで止まることのない新しい研究への扉を開けたのでした。

臨床的専門知識とこの看護師長と仲間のリーダーシップがなければ、行動的症状は認識されることはなかったでしょう。そして前代未聞の精神神経学的、健康的な体内での接点は決して現代のような進歩を遂げなかったでしょう。時に、優秀な医師が間違いを犯すことがあります。事態をさらに悪化させるのは、これらのミスや問題が、看護師の意見をまともに受け止めずに、見過ごされることがあるということです。
今回は幸い、プロとしての尊敬とリーダーシップにおいて行動しようとしていたこの看護師たちの険しい道を私が手助けし、説得力のある研究結果にするためにあらゆる専門知識を結集させる力が、私たちにはあったのでした。私たちは確固とした信念で、人間として、また看護師としての力量と知識をもって研究に臨み続けました。このように私たちはこの臨床試験で最初の患者と家族のグループを救うことができ、がん研究の価値を確立し、今日も免疫学と精神神経学の両分野の研究の源泉であり続ける相互作用についての更なる研究への扉を開くことができました。

キャスリン・ロスシュエッツ・モンゴメリ　学術博士、看護師、メリーランド大学看護学校副学部長。研究と学術組織で長年の経験を持つ。ＮＩＨ臨床センターの前看護師長であり、ＵＳＰＨＳ元海軍少将。

43　研究中のチームワーク

レナ・シャープ

二〇〇五年以前、スウェーデン・ストックホルムの腫瘍科患者は二つの異なる大学病院で治療を受けていました。一つは町の北部、もう一つは南部にありました。この二つの病院が統合し、カロリンスカ大学病院となった時、すべてが変わりました。合併にはいつも困難がつきもので、今回も例外ではありませんでした。大都市の離れた場所に位置していたにもかかわらず、二つの放射線療法（RT）ユニットが一つのユニットとして機能しなくてはならないのです。「一体どうやって？」スタッフは考えました。この合併に誰もハッピーな人はいないのに？

合併によって患者の待ち時間を軽減できるのは分かっていましたが、同時に、患者にとってこの合併が有益となるのは、私たち臨床スタッフが深刻な不和を克服できれば、の話でした。たとえば、医師と看護師のあいだには多くの重要な問題があります。スウェーデンでは、看護師は専門的な看護高等教育を受けており、放射線療法など他国では例を見ない業務を提供しています。そして医師と医学物理士、生物医学工学とのあいだに生まれる問題。これは合併前からすでに存在していました。さらに合併した今、これらすべての問題に加えて、二カ所の病院の看護師同士の関係が緊張状態にあったのでした。

一年かけてやっと二つの病院が一つの病院として落ち着いたあと、私を含め五人の看護師長と二人の臨床看護指導者、一人の看護マネージャーからなるＲＴユニットの看護運営は、この二病院のＲＴユニットの協力関係を改善するために私たちにできることの議論からはじめました。私たちは、身近に働いている他の職種グループ（看護助手、医療技術者、物理学者、医師など）との関係で看護師の立場を強くすると同時に、患者ケアやチームとしての機能を改善したいと思っていました。

私たちが向き合っている最大の問題は、コミュニケーションだと認識していました。コミュニケーションとチームワークに関するミスの連続について当然知っていましたが、不十分なコミュニケーションが原因で起きた多くのミスが判明しました。

ここでの主な問題は、ヒエラルキーとそれぞれの職種に分かれたグループ間での対抗意識でした。これらの対立を解決しようと私たちが試みると、対立の溝はさらに深まり、傷ついていくように見えました。看護師、医師、物理学者の全員が「誰も自分のいうことを聞いてくれない」、「他の職種のグループは自分の知識や能力、立場を歓迎しないだろう」と思っていました。

問題解決のために、私たちは偶発的な試み以上のことをする必要がありました。私たちはRT看護師と看護助手とのコミュニケーションに関して、組織的で長期的な教育プログラムを実施する必要がありました。

私はカロリンスカ学院の看護学教授、カロル・ティシェルマン氏と接触しました。私は彼女と以前一緒に働いたことがあり、コミュニケーション訓練プログラムへの出資の提案を作成するために協力したのでした。スウェーデンがん協会は私たちの「Communicate More（もっと通じ合おう）」という名前のグループが計画した教育プログラムの大半を出資に値すると認めました。

また、計画の初期段階で、医師と物理学者の参入をサポートをするように勧誘しました。しかしこれは簡単ではありませんでした。なぜなら、私たちの多くは医師や物理学者をプロジェクトに巻き込むのは難しいと信じていたからです。驚いたことに、私たちがまったく間違っていたということでした。初めは少し疑念がありましたが、その後これらのグループと組むのはまったく問題がないと分かりました。しかし、職種のヒエラルキーは私たちの想像よりも大きかったのです。

次の課題は、コミュニケーションの専門家を探し、プログラムの内容づくりのために、私たちがアイデアを練る手助けを求めることでした。私たちは看護臨床医や教授、学者とともにプロジェクトチームを作りました。組織内でのコミュニケーション問題をよく理解するため、「フォーカス・グループ・ディスカッション（FGD）」と呼ばれる少人数グループのインタビューで情報収集する方法を六回行い、RTの両ユニットから全職種のグループ代表を参加させました。これは、RT（例えば腫瘍科病棟、化学療法ユニット、外来クリニックなど）の他に、他のユニットのスタッフによるFGDも含まれました。ある日、私たちの科でのRT経験を持ついろいろな患者組織の代表たちがFGDを行いました。ある看護師研究者は私たち組織の誰とも接触せずFGDを仕切りました。

これらのグループは私たちが思っている以上にヒエラルキーに絡んだ問題がたくさんあることを明らかにしました。例えば、「昼食中の医師たちの邪魔をしないために、RT看護師の数人は治療のガイドラインを守らなかった」ことを知りました。医師が（声を大にして）言うには、

「看護師に専門知識があまりない方が物事がうまく行く」のだそうです。彼らは今日看護師が行っているような、先進がん看護ケアの提供などよりも、むしろ彼ら

の技術的タスクにのみ集中すべきだと忠告しました。ＦＧＤでは、二ヵ所のＲＴ間の問題やＲＴユニット内での異なる看護チーム間の問題も取り上げました。あるユニットの看護師たちが他のユニットより優秀な看護師だと思っていた、という状況もありました。その看護師たちはより感情的で、公然と愛情を表明しますが、知識と常識には欠けていました。あるユニットは工場のように機械的で、もう一方はより人間的でした。明らかに、これらの問題や関心事はモラルの崩壊だけでなく、患者の安全をさらに悪化させる潜在的理由となっていたのです。プログラムを計画しているあいだに、腫瘍科の医長が二度代わり、看護師長やＲＴスタッフのリーダーも全員代わりました。看護師長は五人のうち二人が二度も交代させられ臨床看護師指導者となりました。このために情報収集と実施時期の決定が困難になったのでした。しかしそれでも、私たちは耐えました。

　私たちは身近なスタッフを起用した教育プログラムを行うことが重要だと感じ、私たちが自分でフォローアップできるよう、また変化に対して十分な教育を確実に実施できるよう、ＲＴ部門で実行しました。教育プログラムを実施するのに適切な能力を得るために、私たちは外部からコンサルタントを雇い、まずは指導者養成コースを開始する手助けをしてもらいました。その後でこのコースで指導者となった者が指導する最初のコースを計画しはじめたのです。

　現在の私たちの目標は両ＲＴユニット十グループから、ＲＴ看護師百三十人を養成することです。養成コースでは、他職種の代表たちの話も聞けます。そして私たちは病院のヒエラルキーについてのワークシヨップを設け、他の高リスク産業、例えば民間航空輸送会社のような業界がどのように安全性を向上させ、チームワークを強化する訓練をしてきたか、その方法について議論しました。私たちは看護師のために計画した五、六コースのうち三つ目をはじめたばかりです。同時に第一、第二コースのフォローアップをするクラスを準備しました。さらに私たちは職種にかかわらず、すべてのマネージャーのために患者の安全とチームのコミュニケーションに関する特別コースを計画中です。

問題があると分かったとき、過去に看護師がやってきたことを私たちはできるはずです。目をつぶり、辛抱すること。しかし私たちはそうしないことに決めました。代わりに、問題解決のために何か前向きなことができるように、知識を得ようと決めたのです。きっと、その初期段階に私たちはいるのでしょうが、コミュニケーションとやる気と患者ケアはもうすでに結果として改善しはじめています。

レナ・シャープ　看護師、学術博士、がんケア専門家。スウェーデン・ストックホルムのカロリンスカ大学病院放射線療法ユニット看護師長。スウェーデンがん看護師協会理事長。

44 疑うことも時には必要

ショーン・クラーク

研究者であると同時に教授でもある私の経験上、学生を教える時は仲間や一般の人に話す時と同じよう

に、私はこう忠告する、

「ヘルスケアや看護について考えるとき、常に新しいアイデアを受け入れられるように頭を白紙にし、表面だけでなくその裏側も見るようにしなさい」

われわれが知っている情報に矛盾があるときや、問われた疑問に覚えがなかったり、リスクが高いときなどは特にこの忠告は真実となる。

今日では有名な専門家が、「高リスクの要因もしくは変数が患者にとって重要であるかどうか」、「看護師教育と看護サービスの組織づくりが正しいかどうか」、「治療行程が良いかどうか」などを議論している。専門家の彼らが強い信念を持って答えを確信しているなら、こういった絶対的真理は、反対意見もなく誰でも簡単に受け入れられる。

研究者として私が学んだのは、患者ケアと看護師の仕事をしながら人の命や生活を改善できる唯一の道は、エネルギーと努力を注ぎ込んだ研究だということ。そうであれば、自己修正と言われる自然科学の原理を尊重できるということだ。つまり、もしわれわれが良い信念を持って自分の研究能力を利用し、過去の知識に基づいて努力し、他者が精査できるようわれわれの仕事を公開することにした。そうすれば、のちに患者に対する治療結果に影響し、看護の種類やヘルスケアの施術を良い方向に変化させる要因がよりよく理解できるだろう。

単独での研究は、より細やかな結論を導きだす可能性がある小規模の研究でさえ、価値ある証明はできない。広範囲に幾度も精査するのは、結論を確固たるものにするのに不可欠で、ある程度われわれと同じ職業の人から注目されるような有益な研究結果、もしくはまったく部外のものは、特に精査は重要である。私を含めたすべての研究者と、私の研究を含むすべての研究は、いつでも個々の研究に関する疑問を投げかけられる覚悟があるべきなのだ。

研究について話す時には、注意と反省をふまえなくてはならないが、同時に過度に研究内容を単純化するのを避けてきたために、私は過去二年のあいだ名声を得るわけでもなく人気投票で負け続けていた。私は訓練生として長年働き、その後、アメリカの有名な看護研究センターの協力者や管理者となった。われわれのグループでは、多くの注目を集める論文をいくつか発表した。これらの論文で、われわれは職業に関する「大きな疑問」に触れた。

「病院における看護師人事レベルは患者もしくはヘルスケア・システムの真の重要性に適《かな》っているか？」

「病院における看護スタッフの学歴と病院の成果に関連性はあるのか？」

「一般的に看護師は仕事に満足していないが、それは彼らがクレーマーだからか？　もしくは労働条件に特殊な側面があり、それが原因で不満を持っているのか？」

「すべての病院は、看護師の職場として、また患者がケアを受ける場として平等に作られているのか？」

時に結果が出てくるのは簡単なこともあり、研究前の予想では、論文にある結果をほとんどすべて予告していた。そして時には結果がまったく出てこないこともあった。

たとえば、われわれの研究でこのような結果が出たことがあった。ペンシルバニアの病院で修士課程修了の看護師が最前線で働いている比率の高い病院では、患者の死亡率が低いことが分かった。しかし、多くの人々がこの結果に反論し、激怒した。彼らは同じ看護師ではあったが、コミュニティカレッジ卒業の自分たちの立場を悪くした、と感じたのだ。彼らは、自分たちが好むと好まざるとにかかわらず、アメリカで看護師として働く人々のうちの大部分を代表しており、これからもそうだろう。

一方、残りの人々、つまり看護師になるために修士課程をとっている人は、この研究から引き出された結果を過大評価してしまった。私は大学の修士課程で教えていた（実は十年にわたり三つの異なる修士カリキュラムで教えていた）ものの、われわれの発見について、私の見解を自らの声で弁明する必要があると感じ、コミュニティカレッジ看護運動の全国的リーダーになって運動に参加した。

研究結果を議論するのは簡単なことではないし、私はいつも人々が私や他者の研究データを誤解しないよう努めている。しかし誤読はいろんな形で起きる。実際は、研究者が利用しているデータから誰もが想像できる装甲艦のように堅い結論を引き出せるはずがないのだ。なぜなら、病院や看護師、患者、クリニックがお互いに異なりすぎており、加えて複数の病院で治療を受けている患者は、病院での多様な治療法と同じく多様化しているからだ。そしてわれわれはそれらすべてを関連づけて考慮することができず、比較して説明せざるをえないのだ。われわれが実施できる研究には多くの制約がある。にもかかわらず、今日に至るまで、他の研究目的で集められた情報やわれわれが観察の末に得た情報、ヘルスケア提供者と消費者に対する注意深い疑問を通して収集された情報のおかげで、われわれは研究から多くのことを学べている。

ＣＥＯやＣＮＯが「看護師は知識を要する仕事で臨機応変に動ける」と認識している病院では、看護師と患者は他の病院に比べてよりリラックスしているということが私には明白であり、多くの研究の結果からも明らかになりはじめている。これらの病院では、臨床ケアや看護師が働く環境について、看護師と患者の見解や意見が尊重されている。そしてその結果、高品質のケアに事故は決して付随しなくなる。事故は故意に作られるものなのだ。

しかしこの結論を正当化する証拠は、われわれが望む通りに「固い」必要はなく、「証明した」と言ったり、「これが原因、または要因となって良い成果が生まれた」などと言えば十分なのだ。われわれが今までやってきたのは、一定の現象に特定の結論を関連づけて「提案する」ことである。

それ故、私は研究を終えて外部の人が落胆して肩をすくめたり、憤慨《ふんがい》して鼻息を荒くしても驚きはしない。しかし時にショックなのは、看護に従事する仲間が「結果が偏っているのが気に入らない」と不満を言ったり、結論に対し「データが間違っている」と主張することだ。特に優秀な資格を持つ看護師が多い環境の中では、

「看護師自身が〝本当の答え〟を知っていて、〝万が一〟ヘルスケア・システムの権力者が看護師らの提案を聞き入れて何でも自分たちの言う通りにしたら、社会はもっと良くなる」

と信じる傾向がある。しかし、看護職にも多くの営利団体があり、外部からの力によって邪魔されていただけでなく、長年お互いの足を引っ張ってきた現実があるのだ。私は、「たとえどんなに高学歴な人でも、科学的には非常に盲目であるのに驚いている」と言って、危ない橋を渡るのも厭《いと》わない。

また彼らは政治的にもとてもナイーブだ。すると何が起きるだろうか？　研究理論の基礎的知識を理解している人なら簡単に挑戦できる特殊な論文解釈は別だが、特定の研究結果は、どんな看護師の意見も絶対に見直されないのだ。とはいえ、政府高官やヘルスケア産業のトップの意見が蔑ろにされるのはもちろんあり得ないが。

私は、看護職の方向性について非常に重要な決定をする公開討論を押しつぶそうとする努力が、あれほどあからさまに妨害したことにあきれてしまった。そしてこのような反科学的で反民主的な行為は、看護職について議論していた両サイドからあるのだ。彼らは、試験的教育の討論、病院の利益、その他いろいろなことで敵対し賛否逆の立場にあるのに。その反対行為は、あたかも「われわれは、自分たちの研究を嫌う立場の人々に支持されたときだけ、研究結果の有益無益を見極めるためにしつこく研究を精査するのだ」と決めつけているようだ。

研究を長く続けたことで「真実」が複雑で、繊細で、時に痛みを伴うことがよく分かってきた。しかしわれわれと患者はいつも、研究データが手の内にあるときや、われわれが議論をより活発にするために世界中にそのデータを公表する知的リスク（必要とあらば個人のリスクまで）を冒《おか》すときの方が気楽なことも分かってきた。

長い歴史のある血統書付きのアイデアも、新しいもの好きのアイデアも常に試されなくてはならない。これは証拠に基づく実践と管理に不可欠だ。ケアの最前線で働く看護師は研究者同様疑問を持つべきで、疑問を持つこと自体、また疑問への反応を尊び、疑問を投げかけるのが危険なようであっても、その意志を守って行動するべきなのだ。会話が感情的になると、私はいつも、「不完全でもどんなデータでも利用して仕事をすること」、「データの理解は厳しい姿勢ですること」を忘れないようにしている。そうするのは、根拠のない推測によって信念をなくし盲目になるよりましだからだ。看護には譲れないことがいくつかある。

「患者の利益が最優先」
「看護をする時、また看護人を助けるときは目的意識と思いやりを持つ」
「常に向上心を持つ」

これらの思いが強ければ強いほど、良い結果が出る。この三つの他は、看護でも他人に奉仕する仕事でも、積極的な探求のためには柔軟であるべきだ。われわれの心は疑問に立ち向かうことができ、そうすれば仕事で何があっても立ち向かえるようになるのだ。

ショーン・クラーク　看護師、学術博士、全米看護アカデミー会員。カナダ、トロントのトロント大学と大学保健ネットワーク病院システムにて循環器看護研究に関するＲＢＣ（赤血球）の大学教授。また、モントリオール、フィラデルフィア、ダブリンの大学で補助と視察をしている。

第八章　結束しよう

第五章で語られたように、勇気づけられる物語が患者の擁護者一人ひとりにある一方、たった一人で立ち上がっても何もできないこともある。擁護がうまくいくには、看護師が結束して立ち上がらなくてはならない時もあるのだ。しかし、学生たちに卒業する事よりも、ずっと大切な事があると教えている看護学校があまりないのも事実である。私は、看護師たち一人ひとりが患者の擁護者であろうと何度も試みて疲れ果てているのを目にしてきた。しかし同時に、集団での擁護はほとんど行われていないのも現実だ。看護師同士への説明不足、あるいは認識不足のせいで、単独での擁護に限界が生じ、看護師の志気はくじけてしまう。自分たちの患者を守ろうと一度行動を決意すると、看護師はあふれんばかりの熱意をもって看護学校を終えるのだが、職場の荒涼《こうりょう》とした現実を目にしてしまう。自分だけではうまく擁護できないと分かると、そのために彼らは自分を責めはじめるだろう。時々、他の看護師や看護の文化自体まで責めることもあり得るのだ。ありがたいことに、多くの看護師が、団結しなければ大きな機関と戦ったり、変えたりできないということがすぐに分かる。結局、これは繰り返されてきた歴史の教訓である。過去二百年以上、看護師は団結によって、ヘルスケア・システムにおける自分自身の実践と業績を見直してきた。フローレンス・ナイチンゲールの時代、看護師たちは混沌としていた十九世紀ヨーロッパの病院でシステムづくりをしてきた。北アメリカでは、新しい入植者が危険な新世界で生き残るために、全国にある病院のうち四分の三を看護師が創設、建築した。看護師は世界中の看護学校や、全米看護師協会から国際看護師評議会に至るまで主要な組織を発展させなければならない。看護師は組合を設立し、他にも多くの専門家組織を立ち上げてきた。また、変化をうまく成功させるように他のグループとも提携して戦ってきた。今日、団結して運動を起こしている組織・組合は、工業界の大多数の看護師と、増加中のアメリカ国内の看護師（全米の看護師のおよそ二十％）の代表である。これらの組合や看護師組織は看護師だけでなく患者にも有益な職場環境改善を成功させてきた。しかしその一方で、公共政策で影響力のある人たちの間でヘルスケアの将来に関する議論がより加熱している。カリフォルニアからオーストラリアまで、看護師が世界中で人員比率について厳しい戦いをしている中、彼らは「ターミネーター」自身、アーノルド・シュワルツェネッガーにまで戦いを挑んだ。彼はハリウッドで有名になり州知事になったからといって、筋肉隆々でも力があるわけではないことを身に沁《し》みて学んだのだった。いろいろな状況で結束することで、団結した看護師たちは戦いを勝ち抜いてきた。そして、そのほとんどの場合、看護師は戦いを楽しんできたのである。

45　看護師のためだけの組合

マッシモ・リベット

それは二〇〇〇年夏のことだった。私はイタリア・ボルツァーノにある病院の看護師になってまだ三カ月で、看護師と他の職業を共同代表する組合が招集した会議に初めて出席した。

当時のイタリアでは、大規模な労働組合は政党と提携しており、複数の業種を代表している。従前から看護師は看護師だけの組合、あるいはヘルスケア従事者の組合には所属しておらず、ジャーナリストや鉄鋼業、俳優などを代表とする、政治とつながりのある組合に所属していた。

政治家が「看護の緊急事態」と呼んでいた看護人員の不足は、ボルツァーノ県内の病院を苦しめていた。この看護師不足問題に直面し、政治家は「看護師の給与を引き上げるために追加資金を投入する」と決めた。彼らはこれで、危機的状況に陥《おちい》った看護師たちのやる気を出させようとしたのだ。

私が初めて行った会議に参加していた複数の組合は、いろいろな看護師グループに資金を分け合う提供基準を決定しなくてはならなかった。印象的だったのは、おそらく看護という仕事をまったく知らなかったため、組合の代表者たちが議論している課題に対してまったく発言できなかったことだ。その代表者の中に看護師はいなかった。さらに重要なのは、彼らが代表を務める組合に所属する労働者に病院内のあらゆる職種のスタッフが含まれていたことだ。彼ら組合の方針は、組合員が多様すぎたためにそれぞれの労働者の違いが分からずに、異なる職種に就く組合員全員を幸せにしようと、がむしゃらに挑戦してきただけだった。

二〇〇〇年夏の会議が終わると、看護師不足の危機に対処するための重要な決議が何一つ決まらなかったことに全員が不満だった。看護師たちはどうすれば自分たちに割り当てられるはずの資金が得られるのか内輪で話をした。会議を支援するはずだった組合代表者たちは、何の結論も出せないままだった。

それから先数ヵ月、看護師の昇給は差し止められたままだったが、それだけが問題ではなかった。誰も失望させたくなかった組合は、「看護の緊急事態」の対処に当てる予定の資金を、他の病院で働く労働者に割り当ててしまった。このために看護師の昇給への割当が大幅に減った。さらにこのせいで人員不足により発生していた看護師の仕事量の問題が軽減できなくなった。この話を聞いて、イタリアにおける組合のあり方とヘルスケアの中での看護の立場に私は目覚めたのだった。

この会議の後、私を含む数人の看護師は何か新しい組合のような組織を作れないかと、考えはじめた。その組織とは、われわれが今まで知っている組合とは異なり、看護師の権利についてより良い代表者となれるようなものだ。同年、二〇〇〇年の終わり、私は同じ病棟で働く二人の同僚と「ナーシング・アップ」と呼ばれるものに出会った。

「ナーシング・アップ」とは何だろうか?

これは一人の看護師の手によって、三年前に設立された新しい組合だった。その目的とは、「団体交渉で看護師を代表し、勤務中に看護師らしい仕事ができるように看護師を守ること」だった。ナーシング・アップはある特定の業種（商業）の労働者の代表をしており、その職業、またその職業に従事する人々の深い知識に力を見出そうとする組合だった。この組合は実際に仕事をしている看護師のための組合でもあったが、そのヘルスケアに関する深い知識と優秀な看護能力によって、ヘルスケア構築と広い地域社会に有益な指針を考え出した。

二〇〇〇年十月、すでにナーシング・アップのことが広く知られ、名前も定着していた、私の町からほど近いトレントの町で、私は同僚と一緒にナーシング・アップの最高責任者とわれわれの仲間に接触した。われわれはまずボルツァーノ病院の各病棟で募集し、看護師たちにこの組合を紹介し、組合員登録をはじめた。それから数ヵ月、ナーシング・アップ参加を決めた看護師の数は劇的に増加し、二年間で他の組合組織に引けを取らない、団体交渉で代表権を獲得するのに十分な人数が集まった。

すべてはこの二年間に起きたことだ。その間、われわれは忙しい仕事に追われ、この組合に新たな命を吹き込むためにたくさんの障害を克服しなくてはならなかった。中でも最も困難なハードルは、当然かも知れないが、われわれの努力に激しく対立するイタリア国内の組合からの反対を乗り越えることだった。これら組合の組合員は、軽蔑や否定の念を主張するだけの、ただの傍観者に留まらなかった。

あるケースでは、われわれの病院で他の組合代表者が、われわれの新しい組合に参加しないように看護師にビラを撒《ま》いた。彼らはいかなる手を使ってでもわれわれとナーシング・アップの信頼を失わせようとしたのだった。さらに大規模な組合などはわれわれを脅迫した。私や私の同僚には、大きな組合を脱退しないように個人的に電話がかかってきた。組合代表者らは、われわれが新しい組合と提携すれば解雇も避けられない、とまで言い放った。代表者らは、新しく生まれた単一業種の組合を信頼させまいとして看護師たちの希望をくじこうとしたのだが、われわれの努力を妨害するたびに、その行為が裏目に出てより多くの人がわれわれの組合に参加したのだった。

われわれが直面した最大の障害は、他の組合が経営者側との契約交渉で、組合加入者割合の最小値を五%から十五%にするよう提示し同意させた時に訪れた。昔から、病院との交渉の際提示権をとるには、その院内の看護師のうち五%が組合員でなくてはならなかった。われわれを阻止しようと、他の組合は参加する看護師の割合を十五%に引き上げたのだ。このため、県内でわれわれの組合が提示権を取得するのに一年の遅れが出てしまったが、妨害にも屈せず交渉には参加できたのだった。

二〇〇三年、ナーシング・アップはボルツァーノ県内で公式に認定された。

それ以来、ナーシング・アップは組合員を増やし続け、経験も積んできた。われわれの自治県にあるすべての大病院で、事務所をかまえ、われわれの組合のために活動する看護師グループもできた。

過去数年間、われわれは二回の抗議運動と県内でのストライキを行い、看護師に関連した問題を周知させようと多くの請願書に署名を募《つの》ったりした。例えば、病院経営者との業務交渉が合意した時、看護を一つの立派な職業であると認知してもらえるように、看護師の昇給を求めて地元の人々に申請書を提出した。八年間の活動を経て、われわれは地元紙に投稿もした。われわれは、ヘルスケア機関との団体交渉を四度締結し、県内の公共施設と二度の契約を結んだ。

われわれの挑戦はここで終わりではない。最終目標として勝ち取りたいものはたくさんあった。中でも最も自信を持ってやる気にさせてくれたのは、組合に参加した看護師の数が増加したことだった。われわれは、看護師たちが、看護師の問題を明確に述べられるような助けが必要なのを知っている。われわれはそのためにいつも看護師と共にあるのだ。

マッシモ・リベット　ベローナ大学卒、イタリア・ボルツァーノで心臓科、腫瘍科の看護師として勤務。現在南チロル地方のナーシング・アップ組合で地域コーディネーター（調整役）をしている。

46　レッドカーペットで「異議あり！」

ケリー・ディジャコモ

私が看護師になった一九九五年は、病院再構築が盛んな時期でした。カリフォルニア州にいた私は、大きなヘルスケア機関の分娩室、新生児室、小児科、その後テレメトリ（遠隔測定）で勤務しました。この頃、看護師はいつも解雇と人員削減におびえていました。私は出産母子病棟での仕事を失うのが怖くて、大きな病院から小児科クリニックへの転職を決めました。そうすれば、解雇される可能性がないからです。多くの看護師が「解雇」という言葉に大変敏感だったので、私のように病院を辞めたり、看護の仕事さえ辞めてしまう看護師もいました。そのため看護師の人手不足は深刻化し、問題はカリフォルニア州に留まらず、アメリカ全土に広がりました。

私が勤めていた病院では、看護師の仕事量が耐えられないほど多く、看護師対患者比率も存在していなかったため、人員配置は日によって異なっていました。一人の看護師が最低でも八人の患者を看護しなくてはなりませんでした。

ある恐ろしい夜のことを、私はまだ覚えています。私たち当直の看護師は病欠や休暇の同僚が多かったために極めて少人数でシフトを組んでいました。他に手助けしてくれるスタッフもいませんでした。その時私は分娩室で働いていたのですが、人手が足りず、十五人の母親とその赤ちゃんを看るように言われました。これはとても危険なことです。私は夜勤のあいだ、たった一人で新生児室の準備室で働いていました。もし赤ちゃんの一人でも急変があったら、病院の受付に電話をかけて助けを呼ぶしかありません。

分娩室での夜勤の日は、ほとんどの場合、患者に薬を放り投げるように配りながら廊下を走り回っていたようです。

「患者に何か質問でもされたら」

と気が気ではありません。答える時間がないのですから。

ある夜、仕事に疲れ果てて帰宅すると、ユニフォームのままソファに腰掛け、そのまま眠ってしまいました。翌日、ユニフォーム姿で目を覚ました私は、ふと、

「いつまでこの仕事をやっていけるのだろう」

と考えてしまいました。

看護を辞めてしまおうと思ったことは何度もありました。私は看護師としての仕事に対する愛情と、人間としての患者に対する愛情とのあいだで板挟みになっていました。しかしこの極限状態の労働環境は、自分にとっては耐えられないものでした。めまぐるしい勤務状況でたくさんの患者をかかえ、身体的にかなりの重労働をこなしてきた結果、仕事が原因のひどい腰痛に苦しみました。それでも仕事を辞めてしまえば、私の人生は終わってしまうのです。夫と子どもと一緒に過ごす時間も、徐々に疲労と苦痛を感じるようになりました。

「仕事を辞めたい」

「でもどうやって？」

私はたった一人で、家族を養っていました。十二歳の娘と十六歳の息子、夫は白血病で働くことはできません。家族を養えるのは私一人なのです。仕事を辞められませんでした。

私のような看護師が一体どれくらいいるのだろう？　結婚し、子どもはまだ幼く、病気の家族もいるだろう……そんな中、ひどい環境の職場では病気に苦しむ患者を看護しなければならない。家に帰ればもっとひどい病気で弱っている両親や配偶者、子どもたちが待っているのです。

夫が骨髄移植のためスタンフォード病院に入院していたとき、私は自宅と病院のあいだの片道二時間を毎日車で通っていました。仕事と子育て、夫の看病になんとか時間をやりくりしていました。それは信じられないくらい困難な時間で、仕事中も休憩時間が取れませんでした。ちょうどその頃、夫の病状が不安定になり、夫に付きっきりだった私は、病院に、

「家族が危篤で仕事を休みたい」

と電話をしなくてはなりませんでした。ある日、私は上司のマネージャーから一本の電話をもらい、

「職場での笑顔が足りない」

と怒られました。信じられませんでした。私は自分の仕事に不十分なところがあるのか、もしくは何か不満の声があったのかと尋ねました。するとマネージャーはこう言いました。

「いいえ、ただあなたには笑顔が足りない、と私たちが言っているだけよ」

私の上司であるこのマネージャーは、夫が重い病だと知っていました。私は、いままで休暇を返上して夫の看病をし、仕事を休んできたことに対する仕返しだ、とすぐに分かりました。当時、家族の病気により欠勤した労働者を守る法律はありませんでした。

カリフォルニア州における安全な看護師対患者比率と看護師に対する待遇の改善のため、私がこれほどまでに戦ってきたのにはたくさんの理由がありますが、私に対するマネージャーのこの扱いは、その理由の一つでした。

一九九九年、ついに法案が立法府を通過し、カリフォルニア州知事が署名した時、私はとても元気をもらいました。看護師対患者比率が制定されると、仕事の環境も良くなりました。テレメトリのユニットでは最低八人から多いときは十人以上の患者を受け持っていましたが、それが五人以下に制限されました。これだけで、すべてが変わっていきました。私の心も休まりました。患者が安全だと確信できたからです。

二〇〇三年の補欠選挙でアーノルド・シュワルツェネッガー氏がカリフォルニア州知事に当選した翌年、二期連続でブッシュ大統領が選ばれてまもなく、看護師対患者比率の実施が延期されました。看護師たちにすれば、脇腹にパンチを食らったような気分でした。もう一度私たちは立ち上がり、戦おうと決めました。シュワルツェネッガー知事が看護師対患者比率の段階的導入の中止を発表すると、カリフォルニア州看護師協会（CNA）は、この緊急命令を取り消してもらうために、知事に対し世論と政治の圧力をかけようと抗議運動をはじめました。知事が行くところならいつでもどこでも、州内だろうとアメリカ全土だろうとついて回りました。

私は知事への抗議のため、ボストン、ニューヨーク、ロサンゼルス、サンフランシスコに行きました。

またＣＮＡが企画した知事に対するサクラメントの州議会議事堂での抗議運動を先導しました。メガホンや拡声器で叫びながらピケ（労働争議）の看板を掲げました。私たちがやってきたこのような行為は、今まで世間やメディアが持っていた看護師のイメージとはかけ離れていました！　抗議運動をいつも追いかけていたメディアは、

「看護師という、最も誇り高く、敬意を払われるべき職業に就くその看護師を相手に知事が争っている」

と書き立てました。しかしそれはあまりに真実と異なっていました。知事は教師や警察官、消防隊員とも争っていたのです。

「次は誰と戦うつもり？」

と思わずにはいられません。もしかして次の相手は修道女？

二〇〇四年十二月、ロングビーチで開催された女性会議で、州知事は一万人の出席者を前にスピーチをしました。看護師が会場の外でピケを続けていたところ、知事はスピーチを中断し、客席に向かってこう言いました。

「外からの声には耳を貸さないで下さい。看護師には別の要件があるのです。サクラメントで看護師たちを怒らせたようで、こっぴどく嫌われてしまいましてね」

私はあの抗議運動には参加していませんでしたが、その後自宅付近で行われた別の運動に参加しました。

シュワルツェネッガー知事は映画『ビー・クール』のプレミアに招待され、主演のジョン・トラボルタ、ユマ・サーマンと共にサクラメントに姿を現す予定でした。多くの有名人がレッドカーペットの上を列をなして劇場に入っていくそばで、看護師たちは赤い看板を掲げてピケを張りました。

ＣＮＡは看護師一人ひとりに劇場のチケットを配ることができたので、私も劇場に入り、席に着きました。美しいドレスの代わりにラベンダー色のユニフォームを着て。フォーマルなバッグを持っていない私は、劇場のチケットに運転免許証と携帯電話だけを手にしていました。私の席は劇場の前方にあり、席に着くと、知事が入ってくるまでに何度か電話連絡をしました。

突然、知事に雇われた私服警備員が私に近づき、後方の席に移るように言いました。私は拒否しました。警備員はチケットと身分証明書を確認したいというので、私は彼に渡しました。彼はそれと私の顔をジロジロと見て返すと、また席を移るように言いました。私はきっぱりと「ノー」と言いました。警備員が立ち去ると、私は席に深く座りました。数分後、例の警備員が戻ってきたかと思うと、

「州知事と話したいのですか?」

と言ったのです。私は知事とは話すべきではないと分かっていましたが、それでも、

「はい」

と答えて、劇場の裏手にある小さな部屋に連れて行かれました。まもなく、身長が二メートルもあろうかという大男の警察官がその部屋に一つしかないドアの前に立ち警備につきました。彼は自己紹介をする事

もなく無言で立ちつくし、私が拘留《こうりゅう》されたのは明らかでした。知事と話せるはずもなく、私はテロリストか犯罪者のように一時間ほど尋問されたのです。彼らは何度も何度も私の名前、生年月日、首謀者が誰か、なぜここに来たのかを、聞いてきました。私は退室しても良いかを問い続けましたが、できるはずもありませんでした。彼らはただ、プレミアが終わり知事が劇場を去るまで、私と知事を引き離そうとしていたのでした。

ついに彼らは私に退室しても良いと言いましたが、劇場には戻れませんでした。暗く狭い廊下を連れられ、ドアを開けると劇場の裏手にある通りに出たのでした。

私は劇場正面に回り、ピケを続ける看護師たちに混じりました。私の身に起きた事を仲間に話すと、それは大ニュースとなり、「ガタイのでかい大男シュワルツェネッガーがカリフォルニアの小柄な看護師を脅した話」はすぐに広がりました。

マスコミでもそれはトップニュースになりました。ある記事では、知事を「妄想知事」と名付けました。ロサンゼルス・タイムズ紙、ニューヨーク・タイムズ紙、全国放送のラジオ局、テレビ局数社が私の取材にやって来ました。海外でも、オーストラリア、ニュージーランド、中国でさえこのニュースが放送されました。

知事にとってたった一人の看護師がそんなに怖かったのか、と大笑いする人から、激怒する人まで、反応はさまざまでした。

私があの劇場で一つ「罪」を犯したとすれば、ドレスを着ないでユニフォームを着ていた事でした。あの時の警官たちは、私を拘留したことを認めました。私はあれ以来一度も、このばかげた扱いと人権無視に対して謝罪された事はありません。この人権侵害を、白人にバスの席を譲るのを拒否したかどで逮捕されたローザ・パークスに匹敵するという人もいました。全米市民的自由連合（ＡＣＬＵ）も私のケースを再調査しました。ここまでで私は何を学んだのでしょうか？

どんな事でも、看護師は患者と自分の仕事のために立ち上がらなくてはならない。

私たちには声を出せる口がある。

私たちは強い。

人々は必ず耳を傾けてくれる。

私たちには力がある！

私の身に起きた事に対し、これからどうするかはまだ決めていませんが、私は、カリフォルニア州知事当選時にはかなりの支持率を獲得し、雲の上の存在だと思っていた知事を相手にしてきた自分の立場に気づきました。私たち看護師が戦い抜いてやっと勝ち取った看護師対患者比率と患者を、私も守っていかなくてはならないのです。

時々、私たちはゴリアテ（聖書・ペリシテ族の巨人）と戦うダビデのようだったと思うときがあります。しかし、ちょうどダビデがあの巨人に勝利したように、私たち看護師も知事を倒すことができました。なぜなら私たちはあきらめずに発言し続け、知事が引き下がったからです。知事は看護師対患者比率への攻撃をやめ、彼自身のチーフ・スタッフに民主党員を選んだほどでした。世論調査での知事の支持率はいつも低下の一途でした。

私たちは勝利し、看護師対患者比率を守り抜きました。一番大事なのは、カリフォルニア州の病院にいる患者が勝利したことです。

ケリー・ディジャコモ　看護師、カリフォルニア州サクラメント在住、勤務。心臓科、陣痛・分娩室・小児科にて二十年以上の経歴を持つ。カリフォルニア州看護師協会監査委員会役員であり、元地区代表。現在看護科学修士を就学中。

47　カーニー病院を救え

ペニー・コノリー

私はもう三十年以上カーニー病院に勤める看護師です。この病院はマサチューセッツ州ドーチェスターにあるカリタス・クリスティ・ヘルスケア・システム（以下カリタス・システム）が経営する市民病院です。

カーニー病院は、収入が少ないか無収入の市民を含むさまざまな地域社会に、多様な医療サービスを提供しています。

二〇〇七年十月、カリタス・システムは財政難のため、病院閉鎖を検討していると告知しました。マサチューセッツ州看護師協会（ＭＮＡ）は、同病院を救うために自分たちにできることはないかと、地域の看護師に訊ねました。私たちは近隣の保健機関やクリニック、団体と話し合いました。病院を閉鎖すると地域の住民に大打撃となるので、引き続き運営すべきだ、と意見は一致しました。地域の近隣にあるヘルスケア団体同士で閉鎖反対のミーティングをしていたようで、彼らは私たちに接触し団結を提示してきました。

二〇〇八年三月、私たちはドーチェスターのヘルスケア協会と協力することにしました。このグループと一緒に、私たちは市長や市議会議員、地域住民と話し合い、カーニー病院を閉鎖すれば地域への影響は計り知れない、との結論を出しました。これらの会議の中で、私たちはカーニー病院で実際にケアを受けている患者のデータを公表し、なぜ病院閉鎖が地域を壊滅的状況にするのかを説明しました。またカーニー病院がメディケード（低額所得者のための国民医療保障）の対象者を多く治療しており、彼らが都市病院に行くのは困難だと言いました。また、カーニー病院には精神科にかかっている患者が多く、同病院の成人精神科と高齢者精神科、思春期精神科のユニットでは患者ケアが連動しているため、地域には不可欠なのです。

同時に私たちは、もしこの病院に勤める人が全員仕事を失ったら、地域社会の経済にも重大な影響があり、さらに悪化させるだろうと確信しました。病院には複雑な病状の患者も少なからずいましたが、都市病院に比べると比較的低額な医療費で治療ができていました。そして私たちはそうした病院よりも質の高いケアを提供してきた実績がありました。

ついに、長かった七ヵ月後の二〇〇八年五月、カリタス・システムの新所長は病院の閉鎖を取りやめました。閉鎖に反対し立ち上がった看護師は、みんな私のような看護師でした。なぜなら私たちこそ病院の価値を知っていたからです。私たちの多くは長年勤続している看護師でした。

私たちは患者をよく知っています。ほとんどの患者が慢性疾患でカーニー病院のケアを必要とし、頼っていました。私たちは地域の人々をよく知っています。彼らはみんな私たちの隣人であり、友人であり、彼らを思うと、閉鎖なんてできませんでした。私たちは皆のために立ち上がり、閉鎖を阻止したのです。

ペニー・コノリー　看護師、マサチューセッツ州ドーチェスター、カーニー病院に三十年以上勤務。同病院の思いやり・責任感・敬意・優秀なサービスを兼ね備えたスタッフとして院長賞を受賞。

第九章　戦いは続く……

「第九章をこの本には載せないでくれ」

そう私に言う人が、たくさんいた。

この章に描かれているのは、敗北、あるいは未決着の戦いの手記である。だが勝利の手記は、ここにはない。あるのは挫折の物語であり、サクセス・ストーリーではない。看護師たちは二歩進んで、三歩下がってしまう。莫大な広告費を使い、典型的でお気楽な、甘い言葉で飾られた、看護師を元気づけようとする指南本では、「ハッピー・エンド」が絶対条件であるにもかかわらず、である。

残念だが、私たちのような一般人よりも、看護師の方がよく知っているように、「本当の生（または死）」は、私たちの思っている以上に残酷《ざんこく》だ。私たちがこれまで見てきたように、看護師たちは、「今後もっと安全な生活、あるいは仕事ができる」ことを願って、長いあいだ戦ってきた。しかし戦い取った勝利のほとんどは、医療業界の財政難だったり、組織的医療での暴力行為だったりで、医療機関での費用削減のたびに、いつも問題にされている。私が看護について取材や執筆をはじめたのも、ちょうどそのような問題が起きた頃だった。

一九八〇年代、私は看護師不足を取材しはじめた。病院などの医療機関は、ついに看護師の問題に対して本腰を入れはじめた。看護師も、より良い職場環境や、給与に、発言力を持つようになった。

病院再構築時代の一九九〇年代、困難を乗り越えて、やっと勝利を手にしたにもかかわらず、この勝利は損なわれていった。看護師たちは、自分たちが解雇され、能力のない人員が雇用されるのを防ぐために戦わなければならず、またどうにか医療機関に生き残っても、賃金と手当を確保しなくてはならなかった。その頃、「チーム看護」あるいは「機能性看護」とよばれる古くさい考え方が、プライマリー・ナーシング（一人の看護師が患者の入院から退院までを看護する、担当制看護）の浸透《しんとう》を阻害していたのだった。病院では「チーム看護」という古い考えが、再び大きな波となって、普及しはじめていた。在宅看護と看護学校、精神科では、看護師たちは昔のように、無口になり、影を潜めていった。

二〇〇〇年代初頭、看護師不足が大問題になってきたことを、一般の人々もやっと意識し出した。

「早く早く！　看護師はどこ？　いないならどうにかしなきゃ」

突然、誰もがそう言いはじめたのだ。

五年ほど、こんな騒乱が続いた。そして今、私たちは過去の自分に逆戻りしたのだ。まさに「バック・トゥー・ザ・フューチャー」と言ったところだ。

カナダには、州の看護試験に合格した「公認看護師」と、看護訓練を受けて州の資格を得た「認定准看護師」の二種類の看護師がいる。カナダの病院は、その公認看護師を、免許准看護師に総入れ替えしようとしていた。その頃アメリカでは、

「看護師不足はもう解決済みだ」

と、病院は言い張っていた。

なぜだろうか？

患者は、必要なケアを十分に受けられているのだろうか？

そんなことは、断じてありえない。本当の理由は、医療機関における人事ミスであり、看護ケアに必要な経費を削減したかったのだ。「看護師の戦いはまだ終わっていない」のは、明らかだ。

それゆえ私は、この本の一番最後に、この章の手記を残しておきたかったのだ。その手記の終わりは、読んで気持ちのよい、背筋が「ピン」と伸びるような結末でない。しかし、だからこそ私は、これらの手記でこの本を終えることにした。「患者の擁護」は、その場その場でのリスクをおかすことだけではない。それは同時に、

「敗北の覚悟をすること」

「勝利を目的とせず、和解策を見出すこと」

「しかし意志は貫き通すこと」

なのである。そしてもちろん、「患者の擁護」の戦いで、勝利することもあるだろう。しかし、勝利したただけで「ハッピー・エンド」、つまり問題解決となるわけではないと知っておかなくてはならないのだ。

立ち上がり、擁護し続けるというのは、立派な看護師なら常にやってきたことであり、それはまた、看護師業が進化を続ける理由でもある。本書の執筆に際し、自身の手記を寄せてくれた看護師たちの話は、私にとって、今まで聞いてきたどんな看護師の話よりも、素晴らしいアイデアと発想を与えてくれる。

この章の看護師たちは、忍耐強く絶対にあきらめない助産師のように、自分たちが遭遇した、いかなる挫折や失敗も、臆《おく》せず見せてくれるのだ。このような看護師が、正に本書の締めくくりにふさわしい。なぜなら、本当の進歩とは看護師の権利のために、また看護師に反対する人々の無関心に対して立ち上がるところからはじまるからだ。成功するかどうかの保証はない。もしかすると看護師は、たった今、折り返し地点を曲がっただけなのかも知れない。

48　男性助産師

グレッグ・トゥルーマン

二十年ほど前だった。私は、当時二十八歳の看護学生で、カナダにあるカトリック系の病院が運営している看護学校の二年生だった。看護師が知っておくべき医療を学習するのは、楽しくもある反面、厳しいものだ。私は人体に関する知識や、人間の存在意義を理解し、成長していく自分に喜びを感じていた。そして、「苦しむ」ということの性質を学び、「生と死」の経験を通して、「どのように看護を続けるべきか」を習得した。看護は、私のライフワークとなるはずで、その最初から、私は小さなことでも一つ一つ感動していた。

私が看護の世界に足を踏み入れた時は、ちょうど女性たちが女性解放運動の第二波のただ中で、自分たちの存在意義を主張しはじめた時だった。

私は壁にぶつかった。

私は、全く彼女らに賛成だったものの、フェミニズムの名の下に女性たちの、

「〝男でも助産師になれる〟という命題は、誤っている」

との発言に、心が痛んだのだった。私は男である。

産科に勤める看護師、とは言っても全員女性だが、彼女たちは私にこう尋ねたものだ。

「〝命の誕生〟ってこと、あなたには、どれくらい分かっているのかしら？」

もちろん私は学ぶべきことはすべて学び、知っておくべき知識もある。私は教授から、出産における生理学的段階に際し、いかにそれを評価し対応していくかを教わった。この教授は、呼吸法や、妊娠から出産を経て、「家族」がいかに移り変わっていくのかも教えてくれた。私はクラスメイトと共に、いかなる不安や半信半疑なことも、学ぶことで取り除いていったのだった。そして今……「私に何が分かる？」とは。これ以上、私に何をしてほしいと言うのだろうか？


ある日のこと、授業を終え、実習科目がはじまる前、私は母に電話をした。四人の子どもを授かり思慮深く、経験豊かな彼女は単刀直入にこう言った。

「母親と議論しようなんて思わないでちょうだい！　私には自分の周りで起きている事くらい、ちゃんと分かってるんだから。あなたはただ、私の言うことを聞いていれば良いのよ」

つまり、産科の看護師なんか目指すものじゃない、ということだ。母の言葉は、まさに予言だった。

陣痛分娩実習をはじめて間もなく、私は、第一子を迎えようとしている若い夫婦を担当することになった。小柄で美しい、二十四歳の未来の母と、二メートルはあろうかと思われる彼女の伴侶にとって、新しい命を授かるのは、魔法のようでいて不安な時だった。私と同年代のその夫婦は、今彼らの目の前で起きようとしている、夢が現実となる瞬間、赤ちゃんが生まれるその時を興奮気味に待ち望んでいた。

若い母親の陣痛がはじまった。今現実になろうとしていることに、愛情と幸せを分かち合っていた若い二人に、暗雲が立ちこめた。助産師としての私の存在と、産科看護師の知識。私には、彼らのケアと赤ちゃんの誕生に、大きな責任があった。この人生を変えるほどの出来事で、私は二人のガイドでなくてはならなかった。出生につきものの心配を取り除いてあげられる、思いやりのある目撃者でなくてはならなかった。

私の経験豊富な同僚によると、それは、男性という私の性別のせいではなかった。しかし、これらすべての責任から、私は追放されそうになってしまったのだった。

陣痛がはじまってからの八時間、私はこの夫婦と一緒に呼吸法を練習したり、冗談を言ったり、今われわれがこうして共にいる大切さを考え、過去をしのんだりしていた。一緒に笑ったり泣いたり、歩いたり、呼吸法をしたりするあいだ、私たちは親になることへの不安や期待、まだ見ぬ子どもへのたくさんの希望と願い、子どもの将来への夢を語り合った。

実習科目も終わりの時間がせまり、二人にそろそろ私がこの場を離れることを言おう、と思っていたところだった。若い母親が私の顔を見上げ、

「どうか行かないで。あなたがいないと、私たちには無理よ」

と言った。

「実習の時間を延長し、もう少し彼らに付き添える許可を頂けませんか？」

私は教授に話してみた。それを見たユニットの先輩看護師たちは、どうも私を煙たがっていたようだ。

教授は同じく助産師で、いつも明るいジャマイカ人の女性だった。私は彼女にこう言った。

「私は、看護の道を目指して以来、これほど人の役に立っていると感じた事はありません。患者とこんなに心が通い合えるとは、思ってもいませんでした」

教授は、私の存在が、今の彼らにとって大切だと分かってくれた。先輩看護師たちはその頃、デスクに座って「助産師になる資格」が私にあるかどうかを話し合っていたようだった。教授は彼女らのところに行き、私をかばってくれたのだった。

それから八時間、母親になる彼女の陣痛に、あまり変化は見られなかった。胎児の心拍は力強く、安定していたが、分娩を促すためにも、私は産科研修医を呼び、彼女の状態を改善しようと打開策を練った。私の擁護が、どうやらデスクにいた先輩看護師を怒らせたようだった。しかし、この先輩看護師という「高官」たちの話を聞いても、若い夫婦の不安を軽減してあげられるわけではない。

間もなく、研修医が病室にやってきた。胎児の心拍数は減速しはじめ、子宮口がまだわずか三センチしか開いていないのに、母親は苦しんでいる。数分後、彼女は緊急の帝王切開のために、手術室へ運ばれた。若い父親は、

「愛する妻と生まれてくる子どもの両方を失うのではないか」

と恐怖に震えていた。私は彼に付き添っていた。二十八分後、新生児室の看護師が、彼のもとにやってきた。

「奥様は無事です。赤ちゃんは四千三百グラムの、元気な男の子ですよ」

その瞬間、彼は父親になった。そして彼の妻は、母親として、すっかり気を落ち着けていたのだった。陣痛と出産の経験に触発されて、私は、県で最も有名な助産師に会いに行った。異例ではあったが、

「陣痛出産専門看護師」

になる意志を表明しようとしたのだ。私は、残りの看護学校でのプログラムをどのように計画的に勉強すべきか、彼女のアドバイスを求めた。彼女は、

「ファーストネームのドリーンと呼んでいいのよ」

といい、私に好意的だった。私は姿勢を正して、座り直した。ドリーンはためらうことなく、こう言った。

「あなた、男性でしょ？〝命の誕生〟の何を知っているというの？私たち（助産師）は、あなたのような人にはいてほしくないの……きっと邪魔になるだけよ」

これが、彼女からのアドバイスだった。

私の看護学校でのプログラムは、まだ終了していなかったが、私はあきらめなかった。キャリアを積む時、自分のアイデンティティを確立にするために自分の性別が障害になったのは、これが初めてではなか

ったからだ。

しかしそれから一年半のあいだ、私の挑戦したいという心にまた火がつき、今日に至るまで多くの「ヒロインたち」が活躍する、緩和ケアの在宅看護師を目指すことにした。同僚のアンナが私に、

「いかにして〝親切と思いやり〟と結婚するのか」

を教えてくれた。彼女はわれわれの最終目標へと、あるいはそれと共に人生を歩んでいく道に、たくさんの類似点があることを見せてくれた。十二週間の実習科目を終え、私はホスピスでの緩和ケアに進もうと決意し、それ以来、その道で成功するよう励んでいる。

「患者への、思いやりを持った看護をしたい」

という私の意志が、われわれの最終目標を現実のものへと導いたのだが、今でも私は、

「なぜ助産師として働けなかったのか」

本当の理由が分からないままだ。男性看護師としての仕事の範囲は、女性のそれと同様、患者と共に、同僚と共に、またわれわれの地域社会とともに仕事をしていくことで成り立ち、完成されるのではないだろうか。

私は医学ではなく、看護の道に進むことを選んだ。なぜなら、私の能力と知識、経験に加えて現場に持ち込もうとしていた道具は「配慮と慈悲」だったからだ。私は病気を治すことではなく、健康を保つことにつながっていたかったのだ。

私は学生時代から資格を獲得し、プライマリー・ケア（初期治療）から終末期介護に至るまでケアを提供できる、実地看護師（簡単な医師の仕事をする資格を有する看護師）となった。今、私は二つ目の学術博士号を取得するために研究をしながら、看護学生を教えている。学生時代の私の話と、現在の実地看護師としての私の経験は、プロの看護師を目指そうと目を輝かせながら勉学に励む、性別の壁を越えて学ぶ看護学生たちに、看護の道でのマナーを示している。

「あきらめず、道を進みなさい。一生懸命勉強して、一生懸命働きなさい。そしてあなたの気持ちを理解しない人々のうわさ話には、耳を貸さないように」

一九六〇年代、多くの女性医学生に贈られたこの忠告が、教授としての私の指導に酷似《こくじ》しているのは、偶然の一致ではないようだ。

私が看護学校に通っていた二十世紀、それはすでに過去で、今やわれわれは二十一世紀にいる。アメリカでは、アフリカ系アメリカ人が、初めて大統領執務室のイスに座り、世界中で女性の国会議員、総理大臣、主権国家の大統領が活躍している。女性たちはヘルスケア機関や投資銀行でＣＥＯを務めるようになった。

しかし、看護学校にいる男性たちは、プロの看護師として、男性なりの、しかるべき役割を見出そうとしているのに、いまだに性別への冷ややかさや、毎日の疎外感《そがいかん》から抜け出せずにいる。

いつか、男性助産師も、女性の最高裁判事やカナダ総理大臣のように受け入れられる日が、もしかすると来るのかも知れない。しかし、今はまだ遠いようだ。

グレッグ・トゥルーマン　実地看護師、学術博士、看護学修士、カナダ・ホスピス緩和ケア専門看護師。カルガリー都市計画ソサエティの短期治療専門実地看護師（プライマリー・ケア、ホスピス緩和ケア）。マウント・ロイヤル大学コミュニケーション学部保健学科助教授。現在、カルガリー大学医学部にて医学博士候補試験の準備中である。

49　先人たちのために

エドモンド・オリーリー

一九七四年から一九八六年にかけて、私はアメリカ空軍看護師部隊に従軍していた。そこで私は、わが国を偉大な国家にするために、自らを犠牲にしてきた人々のために働く、という名誉ある権利を得たのだった。軍務を終え、私はアメリカ復員軍人省で、看護師としての長いキャリアを積むことになった。私はそこで、ベトナム戦争、朝鮮戦争、第二次世界大戦で捕虜となった人々の看護をしていた。そこには、アメリカ軍の有名な軍人たちがいた。ジェイムス・ドゥーリトル空軍大将（第二次世界大戦）、チャッピー・ジェイムス空軍大将（朝鮮戦争）、バターン死の行進（第二次大戦・日本軍のフィリピン侵攻作戦で捕虜となった米軍・比軍捕虜が、バターン半島で収容所移動時に多数死亡した事件）で生き残った看護師たちなど……。

私のチームは、四百四十四日間イラン軍の捕虜だった軍人の本国送還時の受け入れと、彼らを助ける仕事をしていた。恐ろしい状況の中、信じがたい苦痛と苦悩、拷問《ごうもん》からいかに生き延びてきたのか。彼らの話を聞き、学ぶことで、アメリカの勇者たちに、私はますます誇りを抱くようになった。私は米軍のユニフォームを着ている自分が誇らしくなった。

ユニフォームは誇りだが、この病院の退役軍人や、生還した看護師たちの扱い方を誇らしく思うことはあまりなかった。職場の環境は悪く、われわれのために犠牲になった軍人たちを称《たた》えようとする私は、

「この環境を変えるために、何かしなければ」

と決意したのだった。

私が一日中外科のＩＣＵ（集中治療室）の看護責任者をしていたある日、私が「ノー」と言わなくてはならなかったのは、その決意からだった。

私が見てきたケアと治療の質は徐々に、嘆かわしいほどひどくなっていった。十二ヵ月のあいだに、三％以下だった患者の死亡率は、十％にまで上昇した。そこで勤務する看護師たちと、われわれがケアする患者たちのために、正義を求めて行動を起こす時だった。

これらの問題の原因は、外科研修医の存在にあった。彼らの中には、

「女性は男性と平等ではない」

という考え方の者もいた。彼らはそれを言い訳に、大半が女性であるわれわれの看護師たちに敬意を払わ

ず、看護師の専門知識を重要視しなかった。ある女性の看護師が、

「患者が急変したのでユニットに来てください」

と研修医を呼ぶと、

「彼女は女性だ」

という理由で、医師が研修医をすぐに呼び出さないことがあった。ようやくやってきた研修医らは、看護師たちを撫《な》でるなど、不適切に触るのだった。私は医師たちと話し、

「研修医たちの行為は許せない、止めるのが当然だ」

と言った。医師たちは、ただ笑って相手にしなかった。私は看護師たちをカンファレンスに呼び、看護師たちに言った。

「今日から、医師があなたたちに指一本でも触れたら、〝許されない行為だ〟と、きっぱり言うんだ。そして次に同じことをしたら、その医師を平手打ちし、助けを求めて、大声で叫べ」

翌日、すでに一度注意を受けた医師が一人、調子に乗ってしまった。ある看護師の臀部《でんぶ》を触ったのだ。彼女は彼に平手打ちを食わせ、大声で助けを呼んだ。私は警備員を呼び、性的暴行のため彼を逮捕させた。医師はそのまま、刑務所行きとなった。私は職場のチーフを呼んだ。彼もまた医師であった。私は研修医が逮捕され、刑務所にいることとその理由を述べ、

「誰か新しい研修医を待機させるように」

と言った。これで他の研修医が全員、問題に気づいたのだった。しかし、患者たちにとっては、これは遅すぎた。病院は外科的処置の認可を取り消され、プログラムは失敗に終わった。

看護師たちと私は、立ち上がるべきことを学んだ。

「自分たちのために立ち上がる」とは自分たちを守ることだけではない。これが患者を守る、唯一の方法でもあるのだ。今回のケースでは病院が閉鎖された。しかし病院は、われわれの行動が原因で閉鎖したのではない。ただ、運営するに値《あたい》しなかったから、閉鎖したのだった。

病院閉鎖によって、われわれ看護師だけでなく、多くの人々が、より良い環境の職場に移ることができた。また、患者にとっても、本当に質の高いケアを受けられるようになったのだった。

エドモンド・オリーリー　看護科学学士、看護師。ダラム復員軍人省医療センターの看護師。

50　私たちはプロである

カレン・ヒギンス

三十四年間看護師をしていますが、その期間のほとんどは、「看護運営部」という部署が私たちの世話をしてくれて、万事問題なく進むように工夫してくれていました。ですから私がやることは、ただ現場に向かい、患者のケアをすれば良いだけでした。しかし、一九九〇年代に入ると、すべてが変わったのです。私は看護運営部が臨床看護師のサポートを止めてしまったように感じはじめました。しかし彼らは、病院の生き残りをかけて財政問題の解決を計る高位の病院経営部の一部となったのでした。生まれて初めて私は、

「もし患者の安全を本当に確保できる人がいるとしたら、それは看護師だけだ」

と分かったのでした。私がこれに初めて気づいたのは、病院が看護師を解雇し、看護資格のないスタッフを雇用しはじめた時でした。最初に経営部は、

「新しいスタッフが君たちの手伝いにきます。あなたたちの手足になるんです」

と言いました。しかし、病院を去っていく看護師を見ていた私には、彼らの言う「私たちの手足」が、患者のそばで看護をする看護師の助けにきたのではなく、病院から追い出そうとしているように見えたのでした。私の仕事は、さらに大変になってきました。私は患者ケアの責任者だけでなく、以前同僚の看護師が行っていた仕事を、代わってやりはじめた新しい無免許スタッフの責任者にもなったのです。経営部は私たちに、

「無免許のスタッフは、機械的なお決まりの〝仕事〟だけやっていれば良いのだから、問題ないだろう」

と言いました。問題なのは、看護師は何も「お決まりの仕事」をしているわけではない、ということです。私たちは、一つ一つの仕事それぞれに合った知識と経験を駆使しなくてはなりません。経験のある看

護師なら、病院内では、「お決まりの仕事」など、どこにもないと誰でも知っています。油断すれば、どんなことも、たちまち大惨事になってしまいます。世間で起きている看護再構築に注目していた私は、こう思いました。

「こんなこと、間違っている。危険が迫っているのは、患者だけではない」

私はマサチューセッツ州看護師協会（ＭＮＡ）の会員となり、

「マサチューセッツ州内の看護師と、話をするべきだ」

と提案しました。彼らと直接話して、私や同僚たちと同じ経験をした看護師がいるかどうかを明らかにしたかったのです。私は協会とともに、この問題を話し合うために、看護師たちを呼び集めました。看護師の解雇や、無免許スタッフとの入れ替えは、全州で大問題となっていることが分かったのでした。

一九九四年十月の、ＭＮＡでのこの会議で、私たちの「安全看護運動」がはじまったのでした。過去十二年間、私たちは患者の安全を確保する法律を制定させる協議を行うために、運動をしていました。この協議事項には、以下の法案がありました。

「全州において、安全に患者ケアを行うための、看護師対患者人数の設定」

「患者が、看護師とそれ以外の区別を容易にするための、ケア提供者の有する資格の、明確な判別」

「看護師のための内部告発者保護制度の確立」

「さまざまな患者の安全指標（患者の転落や褥瘡、院内感染症感染率など）に沿った、病院による人事レベルの調査」

この安全看護運動では、外部への発言も積極的に行われ、この問題をメディアに話すこともありました。また、看護師ではない人々のコミュニティや、ヘルスケア従事者、擁護活動を行っているグループなどを動員し、患者を守ろうとする私たちの仲間になってもらいました。この戦いでの私の役割に、自分でも驚きました。私は世間に訴えたり、何かのために立ち上がろうとするような性格ではありません。どちらかと言うと大人しい、こういった人たちとは真逆の性格です。スポットライトを浴びるのも、あまり好きな方ではありません。しかし、一九九五年、ボストンにあるマサチューセッツ州議会議事堂で集会をすることになりました。私はそこで皆の前で話すように頼まれたのでした。多くの人と同様、街頭に立ちスピーチをするのは悪夢のようでした。私の本能が「ノー」と言うのです。

「絶対にだめだ、他を当たってもらえ」

と、心が叫ぶのです。そして、私は自分にこう言いました。

「この問題を解決しなくてはならない、とあなたが本当に信じているのなら、〝ノー〟なんて言ってないで、やるべきことをやりなさい」

こうして、私は州議会議事堂前の階段に立ち、集まった約百五十人の看護師の前に立ったのでした。そこにはまた、数多くの新聞社、テレビ局やラジオ局のレポーターもいました。これは、

「マサチューセッツ州の病院は安全ではない」

と、誰かが初めて世間に訴えるために、一歩前進した瞬間でした。聴衆の中には、私が勤めている病院からの数人も含め、病院の経営陣がいました。彼らは揃って、

「お前が話していることを絶対に許さないぞ」

と言わんばかりの顔つきでしたが、私は気にもかけませんでした。病院が気に入ろうが、なかろうが、これが真実であるのに変わりはありません。しかし、私の心に芽生えてきた質問に、私は不安になってきました。

「自分は一体何者だろう?」

「ここで何かを話すのは、間違っているのではないだろうか?」

このとき、同時に私はこう考えていました。

「私は、ただの看護師。私の仕事は、患者のケア。あるいは、患者のケアをしようとすること」

「大勢の聴衆の前に立って、こんなことをしている、自分は何者?」

と思った時、私は震え上がるほどの恐怖と緊張を覚えました。今、私は、

「病院で働く看護師は、ヘルスケアを支える大事な柱である」

と、ようやく気づきました。私たちの努力で、ヘルスケアが成り立っていると言っても過言ではありません。今では、看護師に会えばいつでも、私は彼らにこう言います。

「あなたは、プロなのよ。患者のケアをする限り、たとえあなたが外科や腫瘍科、整形外科、どんな看

護の分野で働いていようと、あなたはプロなのです。あなたがプロだと証明するために、立ち上がりなさい。患者に直接関わっているのは、あなたなのです」

昔は、誰もがこう言っていました。

「私たちは、ただの看護師。それ以外のことなんて、私たちには分からない。だから看護運営部が私たちの面倒を見てくれる」

州議会議事堂の階段に立ち、大衆の前で口を開いた、あの緊張の一瞬から私は悟りました。昔はそうであったとしても、「あの言葉は、もはや真実ではない」と。私たちはプロです。そして、責任をもって行動するべきなのです。

カレン・ヒギンス　看護師。救命救急看護専門看護師、マサチューセッツ州看護師協会の元理事長であり、マサチューセッツ州患者保護連合の共同代表者。

51　みんなの声

ダイアン・ソースン

一九一一年三月二十五日、ニューヨーク市で、史上最悪といわれた「トライアングル・シャツブラウス工場の火災」では、百四十六人の工場労働者が犠牲となりました。火災に巻き込まれて亡くなった人もいれば、火から逃れようと、ビルから飛び降りて亡くなった人もいました。犠牲者の多くは若い移民の女性でした。この惨劇により、工場の安全基準を改善する立法に拍車がかかり、国際婦人服労働組合が設立されたのでした。

私の母方の祖母は、この火災の生存者でした。私が将来進む道を考えていた時、この祖母の過去が、私にどれだけ影響を及ぼしていたのか、まったく気付きませんでした。

三十八年前、私は看護師になりました。看護学校では、「良い患者ケアの基本は、看護ケアの計画にある」ということを学びました。精神科の看護師だった私は、その教えを忠実に守り、たくさんのケア計画書を作成しました。患者それぞれの症状に合った看護ケア計画が必要とされている一方で、看護ケア計画と、実際に患者が受けているケアとのあいだには、大きな差があると認識するのには、時間はかかりませんでした。

祖母が生き残った、あの惨劇を振り返り、患者全員のケア品質向上のため、看護師たちの声を集め、この差をなくそう、と私はひらめいたのです。

賛同者を集めるのは、今日、看護師と患者が抱える最も深刻な問題の一つを知る助けになりました。その問題とは、病院の人員削減が、患者ケアに及ぼす悪影響です。シアトルにある私たちの地元の看護師組合からはじまり、私たちの運動に参加を希望する看護師と同様、私たちの病院の看護スタッフも、人員不足によって、患者に提供するケアをどれくらい妥協しなくてはならなかったのか、話せば話すほど、どんどん出てきました。その中でも特にひどい話は、

「忙しくて時間が十分に無かったせいで、亡くなっていく患者にさえ、穏やかな死を迎えてもらうための十分なケアができなかった」

という看護師の話でした。彼女はその患者が亡くなった夜、泣きながら帰宅し、

「必要なケアが提供できなかった歯がゆさを感じた」

と言います。

このような看護師の痛々しい、何百もの告白を聞いて、私たちは、もっとたくさんの仲間を集めて、サービス従業員国際労働組合（ＳＥＩＵ）の国立看護師調査を確立するために私たちの全国規模の組合を創設しようと決めたのでした。一万人の看護師を対象としたこの調査は、一九九三年に人員不足が患者に与えた被害を、文書にして証明したものでした。

この調査の結果は、議会に警鐘《けいしょう》を鳴らしました。議会は、国立科学学界の医学部門（ＩＯＭ）に権限を委託《いたく》しました。そしてＩＯＭが、病院や介護ホームの看護師レベルの研究と、そのレベルがケアの質にどう影響しているかを判断することになりました。

一九九六年、ＩＯＭの報告書「病院と介護ホームにおける看護スタッフ・それは適切か？」が議会に提出されました。その中には、

「病院でのケア品質に基づいた看護人員レベルに関するデータが十分でなかったことに、調査委員会は衝撃を受けた。患者ケアの質について病院がどんな対策を行っているのかを知るには、国の調査機関に依頼しなくてはならなかった」

と書いてありました。

残念ながら、これほど国中が注目したにもかかわらず、問題は解決に至らず、この問題が明るみに出ることもありませんでした。その結果、医療業界全体の問題を解決できる、全国レベルの看護師人事に関する法案が否決されたのでした。その頃、カリフォルニア州では、安全な看護師対患者比率を保証する法案が残されていたのでした。

すべての患者、安全な人事のもとで、ケアを受ける権利があります。患者の中には看護師もいます。そして看護師が年をとるにつれ、患者側になる看護師の数も増えていきます。私も、フィリピンで足首を骨折し、最近まで患者の一人でした。その後、手術のためにシアトルに戻ってきたのです。私はこの二つの国、フィリピンとアメリカで、素晴らしいケアを受け、看護師たちを誇りに思うと同時に感謝していました。

ベビーブーム世代の、私たちのような看護師は、いつでも仕事を辞める覚悟があります。ですから、何千もの看護ケア計画を作成してきた今、私たちは実行主義と集団主義の足跡である、自分の経歴を振り返ることができるのです。組合に所属する看護師として、私たちのケアを受ける患者のために立ち上がっただけでなく、私たちは、自分たちの職業を強化するため、そして人事を改善するためにも立ち上がりました。

すべての患者を救うための、ヘルスケア再構築と高品質のケアの基盤は、まだ作りはじめられたばかりです。年をとり、もう一度患者になることを予期しながら、私は患者ケアのために戦い続けるつもりです。そして、私とすべての患者のために立ち上がってくれる、若い看護師たちに希望を抱いています。看護師の声で擁護することが、患者を救う道なのですから。

ダイアン・ソースン　看護師、看護学修士、在シアトル、ＳＥＩＵ一一九九北西支部代表。シアトル団体保険協同組合の元精神科看護師。現在、ＳＥＩＵ看護師連盟のメンバーであり、ＳＥＩＵ国際執行委員会に在籍している。

訳者あとがき

本書には世界各地のさまざまな医療現場で、日夜奮闘する看護師の赤裸々な手記が収録されています。病院のことや医師、看護師、そして患者さんたちとのふれあいを通して「喜び、怒り、哀しみ、楽しむ」姿がいきいきと描かれています。原著の編者スザンヌ・ゴードンは看護問題に精通したアメリカ人ジャーナリストです。代表作に『困難に立ち向かう看護』『沈黙から発言へ』などがあり、日本語訳も公刊され好評を得ています。

編者のスザンヌ・ゴードンの呼びかけに応じて、アメリカ、カナダ、イギリス、日本、オーストラリア、ニュージーランド、スイス、イタリア、スペインほかから多数の手記が寄せられました。

登場するのは医師、看護師、看護実習生、看護博士、看護研究者、医療団体の理事長など多彩です。鋭い問題提起もあります。八十八の珠玉の手記を選び、九つのテーマに分類し、本書が発刊されると看護師はもとより医師や患者さんなど、医療関係全体から大きな注目を集めました。日本語版では、さらに厳選して五十一の手記で構成しました。

訳者あとがき

本書は現代の医療現場の優れたレポートです。人間関係の葛藤や理不尽な状況に苦悩し打破する勇気、完治した患者さんを包み込む素敵な笑顔など、心して訳しました。
多くの医療関係者に、是非読んで頂きたいものです。

平成二十五年十月

サイエド舞

訳者略歴

サイエド舞（さいえど　まい）

学歴　平成12（2000）年、津田塾大学学芸学部英文学科卒業。

職歴　学習塾講師、外食産業、通訳、翻訳など。

現職　二児の母。

抄訳版
立《た》ち上《あ》がる看護師《かんごし》たちの物語《ものがたり》
――世界《せかい》の看護師《かんごし》五十一人《にん》の声《こえ》

二〇一三年一〇月二五日　初版第一刷発行

編著者　スザンヌ・ゴードン
訳　者　サイエド舞
発行者　佐藤今朝夫
発行所　株式会社　国書刊行会
〒一七四－〇〇五六
東京都板橋区志村一－一三－一五
TEL　〇三（五九七〇）七四二一
FAX　〇三（五九七〇）七四二七
http://www.kokusho.co.jp

印刷・製本　三松堂株式会社

ISBN 978-4-336-05747-1